MARLIS BADER

Räuchern mit heimischen Kräutern

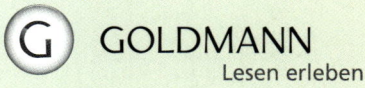

GOLDMANN

Lesen erleben

Buch

Räuchern mit Kräutern und Pflanzen wirkt klärend und heilend. Schon unsere Vorfahren wussten dies: Sie räucherten zu allen wichtigen Anlässen im Leben und reinigten dadurch Geist, Seele und Umgebung. Dieses Buch widmet sich 28 heimischen Kräutern und Räucherpflanzen, die wir überall in der Natur finden oder im Garten anbauen können. Es schildert ihre Mythologie, gibt wichtige Hinweise zur Ernte und zeigt, wann und wie die Pflanzen allein oder in Kombination mit anderen eingesetzt werden können. Verschiedene Rituale bringen uns in Kontakt zu unseren Ahnen, helfen bei Stress, Ängsten und Überforderung. Sie begleiten uns außerdem durch den Jahreskreis und zeigen, welcher Zauber in den einzelnen Pflanzen steckt.

Autorin

Marlis Bader, geb. 1966, ist Holzbildhauerin und Expertin für abendländische Heilkräuterkunde. Sie schöpft aus altem Wissen um Räucherwerk und Rituale, die sie mit Erfolg auch bei der energetischen Reinigung von Häusern und Wohnungen anwendet. Marlis Bader ist viel gefragte Referentin zum Thema, hält Seminare und Vorträge. Sie lebt in Peiting/Oberbayern und gründete dort das Zentrum für ganzheitliche Lebensart ZEGALA.

MARLIS BADER

Räuchern mit heimischen Kräutern

Anwendung, Wirkung und Rituale im Jahreskreis

GOLDMANN

Die Originalausgabe erschien 2003 im Kösel Verlag, München.

Sollte diese Publikation Links auf Webseiten Dritter enthalten,
so übernehmen wir für deren Inhalte keine Haftung,
da wir uns diese nicht zu eigen machen, sondern lediglich auf
deren Stand zum Zeitpunkt der Erstveröffentlichung verweisen.

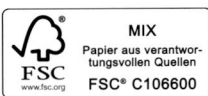

Verlagsgruppe Random House FSC® N001967

13. Auflage

Vollständige Taschenbuchausgabe März 2008
Wilhelm Goldmann Verlag, München
in der Verlagsgruppe Random House GmbH,
Neumarkter Str. 28, 81673 München
© 2003 Kösel Verlag, München
in der Verlagsgruppe Random House GmbH
Umschlaggestaltung: Design Team München
Umschlagfoto: Elisabeth Petersen
Bildredaktion: Dietlinde Orendi
SB · Herstellung: CZ
Layout und Satz: Uhl + Massopust, Aalen
Druck und Bindung: Druckerei DZS Grafik, Ljubljana
Printed in Slovenia
ISBN 978-3-442-21811-0
www.goldmann-verlag.de

Besuchen Sie den Goldmann Verlag im Netz

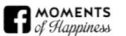 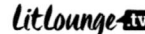 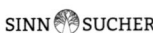

Inhalt

→ *Auflistung siehe Seite 8 und 9*

Räucherpflanzen

Heimische Kräuter

Außereuropäische Harze

Ich widme dieses Buch allen Menschen,
die in tiefer und religiöser Verbundenheit mit
der Natur stehen; besonders denjenigen,
die über Jahrhunderte hinweg wegen
ihrer tiefen Liebe zu unserem Heimatplaneten Erde
unterdrückt und ausgegrenzt wurden.

Ganz Persönliches oder Wie ich zum Räuchern mit heimischen Kräutern kam

Im bayerischen Voralpenland mit seinen Wäldern, Seen und Bergen erblickte ich das Licht der Welt. Meine Großeltern waren Gärtner mit einem großen Wissen und Liebe für die heimische Flora. Oft streifte ich mit ihnen durch die Wälder und Wiesen. Bei vielen Pflanzen blieb meine Großmutter stehen und erzählte mir über deren Wirkung und Anwendung. Mit ihr zusammen sammelte ich Heilkräuter, um sie im Winter als Hausapotheke zu verwenden.

Damals war für mich das Schwammerlsuchen (Pilzesammeln) mit der ganzen Familie im nahen Wald wie ein Ausflug in eine magische Welt. Wir Kinder, die Tanten und Mütter liefen alle voraus und suchten eifrig Pilze. Unsere Körbe blieben aber meist halb leer. Der Korb meiner Großmutter jedoch, die gemächlich hinter uns herging, quoll schon nach wenigen Schritten über. Als ich sie einmal nach dem Grund dafür fragte, lachte sie nur und zwinkerte mir geheimnisvoll zu.

Viele Jahre später – meine Großeltern waren längst verstorben und ich hatte einige Zeit im Ausland und in Norddeutschland verbracht – wurde mein Interesse für Pflanzen neu geweckt. Da ich mich immer schon für die geistige Welt, Meditation und Ritualarbeit interessiert habe, machte ich mich auf die Suche und fand im Zen-Buddhismus und auf indianischen Wissenswegen viel Brauchbares und Erkenntnisreiches. Auf diesen Wegen begegnete mir auch das so genannte geistige Räuchern. Immer wieder überraschte mich die große und vielfältige Wirkung, die von ihm ausging.

Eines Tages keimte in mir die Frage auf, ob unsere Vorfahren nicht auch das Räuchern zur geistigen und spirituellen Entwicklung genutzt haben könnten. Wenn ja, mit welchen Pflanzen? Denn dass die einfachen Bauern sich früher nicht die teuren orientalischen Harze wie Weihrauch und Myrrhe leisten konnten, die in der Kirche und im heutigen Brauchtum verwendet werden, verstand sich von selbst. »Heimische Kräuter wirken nicht zehnmal, sondern hundertmal besser als nichtheimische«, sagte ich mir. Denn die Menschen eines Landes, einer bestimmten Kultur schwingen gleich mit den Pflanzen ihrer Umgebung, oder wie Paracelsus, der berühmte Arzt aus dem 16. Jahrhundert, es sagte: »Einem jeglichen Land wächst seine Krankheit selbst, seine Arznei selbst, sein Arzt selbst…«

Zurück in der Heimat, hatte ich gleichgesinnte Freunde in der Kräutergärtnerei »Blumenschule Schongau« gefunden. Gemeinsam bildeten wir uns in abendländischer Heilkräuterkunde weiter und feierten zusammen die Jahreskreisfeste. Meine Frage nach heimischen Räucherpflanzen und Räucherritualen fiel auf fruchtbaren Boden und mit Begeisterung fingen wir an zu forschen. Wir haben viel altes Wissen ausgegraben. Inzwischen bauen wir diese Räucherkräuter selbst an und verarbeiten sie. Ich begann sie nach altem abendländischem Wissen für bestimmte Themenkreise wie zum Beispiel »Schutz«, »Reinigung«, »Orakel«,

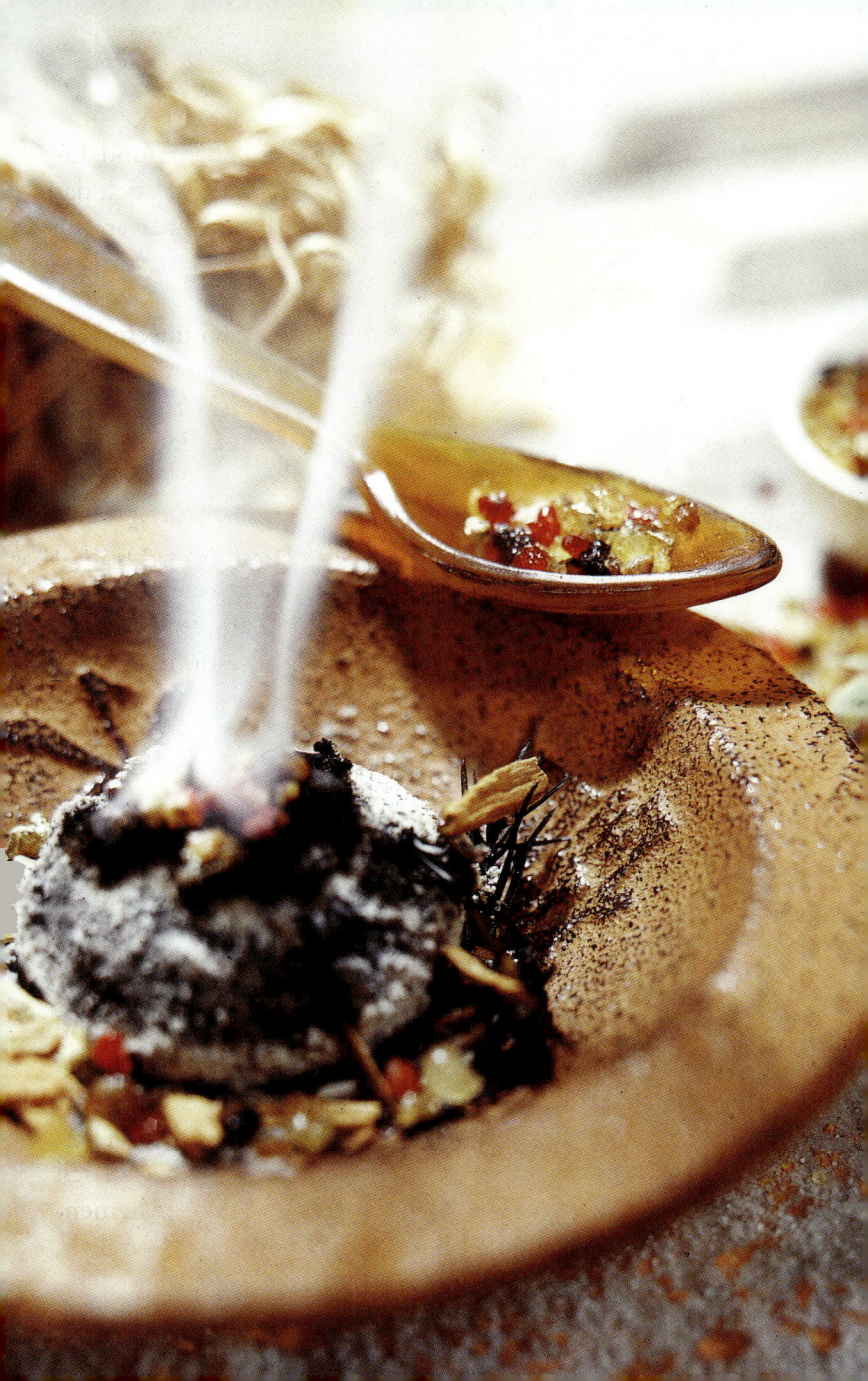

»Liebe« usw. zu mischen und mit ihnen zu experimentie-
ren. Es stellten sich einige Mischungen als besonders geeignet heraus, wobei ich auch vereinzelt Harze aus dem Orient oder aus Übersee beigebe und die Mischungen damit
abrunde. So entfaltet sich zu den unterschiedlichsten The-
menbereichen die geballte Kraft starker Pflanzen.

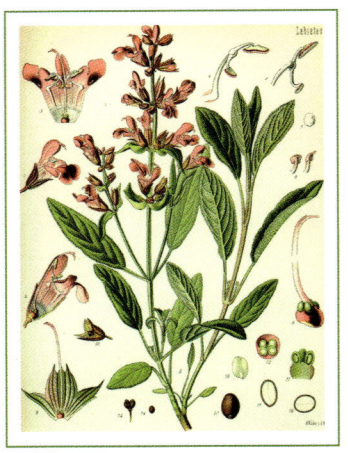

Salbei

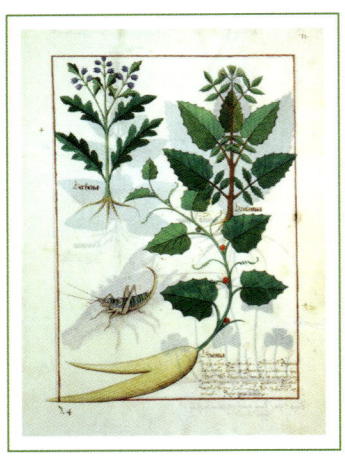

Eisenkraut

Wie wirken Pflanzen?

Im Pflanzenwissen gibt es verschiedene gleichwertige Ebenen. Sie alle haben einen Sinn und sind für unterschiedliche Anliegen wichtig. Diese Ebenen liegen wie Schichten übereinander. Oft neigen wir dazu, sie zu bewerten, und empfinden eine Ebene wichtiger als die andere. Doch je nach Menschentyp haben wir ganz unterschiedlichen Zugang zu den verschiedenen Schichten, und so bleibt uns eine vielleicht für immer verschlossen oder sie eröffnet sich uns erst nach langer Suche. Andere Ebenen wiederum sind uns von vornherein sehr nahe und wir spüren, was sie uns zu sagen haben, was sie für uns bedeuten.

Eine Schicht ist die *wissenschaftliche* Ebene. Sie umfasst die Inhaltsstoffe, die Moleküle, den Pflanzenaufbau. Verschiedene Inhaltsstoffe der Pflanzen bewirken etwas im menschlichen Organismus, und diese Wirkung können wir gezielt zum Heilen einsetzen. Wir können einzelne Inhaltsstoffe auch extrahieren, um noch gezieltere Wirkungen hervorzuholen, bis hin zur synthetischen Herstellung im Labor. Als Beispiel sei hier das Aspirin genannt – ein Medikament, das seinen Ursprung in der Extraktion des Glykosid Salicin der Salweidenrinde hat. Dies ist der Weg der Schulmedizin – des Verstandes. Er ist zwar wirksam, hat aber seine Grenzen, wie jede dieser Ebenen, weil er sich jeweils auf einen speziellen Aspekt beschränkt.

Eine andere Schicht ist die *volksheilkundliche* Ebene, die

Ebene der »Kräuterfrauen und Wurzelsepps«. Hier wird die ganze Pflanze als Heilpflanze gesehen. Eine Mischung aus Verstandes- und Gefühlswelt kommt dabei zum Tragen, sie wird nach Erfahrung und Überlieferung heilend genutzt. Diese Sichtweise schreibt der jeweiligen Pflanze mehrere medizinische Heilaspekte zu. Manche Pflanzen sind stärker, andere schwächer in ihrem Heilnutzen. Es gibt die Heilpflanzen, die Nutzpflanzen und die Blumen, die durch ihre Schönheit heilen. Die Verabreichung der Pflanzenkräfte erfolgt über Tinkturen, Tees, Säfte, Kuren, Salben und Umschläge. Es ist ein praktischer und gleichzeitig respektvoller Umgang mit den Pflanzen.

Eine weitere Ebene ist die *mythologische*. Hier sind es Geschichten, die versuchen, Pflanzenkräfte zu umschließen, zu beschreiben. Sie tun es in Form von Götterbildern (Mythen), Archetypen, Märchen und Legenden. Es sind Pflanzengleichnisse, die nicht belehren wollen, sondern dabei helfen, das jeweilige Thema zu erfassen. Die Geschichten selbst wirken bereits heilend, und diese Heilwirkung verstärkt sich um ein Vielfaches, wenn gleichzeitig zu der Geschichte mit den Pflanzen gearbeitet wird – sei es im Trinken von Tees, über Tinkturen oder Nahrung oder im reinen Umgang mit der Pflanze. So kann man zum Beispiel ein Amulett mit ihr anfertigen oder sie in den Garten bzw. auf die Fensterbank setzen und sie pflegend umsorgen.

Auf diese Weise treten wir in besonderen Kontakt und direkte Kommunikation mit den jeweiligen Pflanzenkräften. Einige Beispiele für die mythologische Ebene sind zahlreiche Märchen und antike Göttergeschichten (Nymphe Daphne = Lorbeer / Göttin Artemesia = Artemesiagewächse wie Beifuß, Wermut, Estragon und andere / Märchen von den sieben Schwänen = Brennnessel / Machandelbaum = Wacholder). Die Gefühlswelt und die Welt der Archetypen (Unterbewusstsein) öffnen den Zugang zu dieser Schicht.

Die nächste Ebene ist eine ganz *persönliche*. Der Pflanzengeist einer Pflanzengattung oder gar einer individuellen Pflanze tritt in Kontakt mit einem menschlichen Individuum. Hier sind objektives Wissen, Heilpflanzenwissen und Mythologien nicht mehr relevant. Wenn Menschen versuchen, dieses Treffen mit dem Pflanzenwesen bildhaft auszudrücken, so erleben sie je nach persönlicher Wesensart den Pflanzengeist als Fee oder geheimnisvolles Männchen bis hin zu Energiegebilden oder Energieströmen. Eine mögliche Heilung vollzieht sich über diesen Weg meist sehr schnell.

Der Mensch muss nichts über die Pflanze wissen, braucht sie nicht einmal zu kennen. Es ist ein spontaner Kontakt mit offenem Herzen. Der Pflanzengeist heilt hier so individuell, dass dies nichts mehr mit Heilpflanzenwissen zu tun hat. Der Kontakt geschieht im »Schauen mit offenem Herzen«, in Trance, in Eingebungen oder im Traum. Oft ist ein naives, kindliches Gemüt hilfreich für diese Ebene. Um wiederholt die Pflanzenenergie hervorzuholen, reicht es oft aus, den Namen des Pflanzengeistes zu nennen oder sich das Bild der Pflanze wiederholt zu vergegenwärtigen. Es ist die Ebene der Schamanen – jener Welt, für die die Pflanzen Hilfsgeister sind. Auch für den modernen Menschen ist dieser Kanal offen.

Die letzte Ebene ist die des »*Nicht-Denkens*«. Sie geht über all die anderen Ebenen hinaus. Hier sind Spontanheilungen möglich. Es handelt sich um eine Vereinigung zwischen Mensch und Pflanze. Diese erfolgt in absoluter Willens- Gedanken- und Gefühlsstille und dauert oft nur wenige Augenblicke. Dabei kommt der Aspekt der Gnade zum Tragen. Das Erleben dieser Ebene ist ein Geschenk des Lebens an sich selbst.

Die folgende Geschichte, die ich als junges Mädchen während meiner Ausbildungszeit erlebt habe, ist hierfür ein gutes Beispiel: Einige Wochen vor meiner Gesellenprüfung zur Holzbildhauerin ging ich in der Mittagspause, getrieben von Hunger, eine Ahornallee entlang zum nächsten Lebensmittelladen. In Gedanken war ich bei der mir bevorstehenden Prüfung und bei Streitereien unter uns Auszubildenden. Ich war so sehr mit mir und meinen Gedanken beschäftigt, dass ich nichts um mich herum wahrnahm, auch nicht die mächtigen Ahornbäume.

Plötzlich erhielt ich von hinten einen heftigen Schlag auf meine linke Schulter, ähnlich einer elektrischen Entladung. Mir war sofort klar, dass dieser Schlag von dem Baum in meiner unmittelbaren Nähe ausging. Ich blieb wie elektrisiert stehen! Die Welt stand still. Alle Gedanken und Gefühle waren augenblicklich weggefegt. Und in der unendlichen Stille erklang in mir die Botschaft: »SEI!« – Langsam, viele Augenblicke später setzte sich die Welt dann wieder in Bewegung. Alle Angst, Stress und Hektik waren nun von mir gewichen, und ich ging ruhig und entspannt meinem Tagwerk nach. Die Botschaft des Ahorns stieg noch lange danach immer wieder voller Kraft in mir auf und erfüllte mich.

Ein weiteres Beispiel verdeutlicht, dass der persönliche Pflanzengeist auf der individuellen Ebene auch in der modernen Zeit erfahrbar ist: Ich hatte jahrelang Zahnprobleme im Wurzelbereich, da ich nachts die Zähne fest aufeinanderbiss. Das bewirkt eine Unterversorgung der Blutzufuhr in den Zahnwurzeln. Als ich wieder einmal akute Zahnschmerzen hatte, fragte ich geistig um Hilfe. Da hatte ich einen seltsamen Traum:

Mir träumte von einem Männchen, ähnlich dem Wichtelmännchen, das wir aus den Kinderbüchern kennen. Es war in mittelalterliche Gewänder gekleidet und hielt eine Nadel wie einen Degen in der Hand. Das Männchen stellte sich mir als Herr »Gauchheil« vor und meinte, es würde mir bei meinen Zahnproblemen helfen. Immer wenn ich in der Nacht meine Zähne zusammenbisse, würde er mich in Zukunft mit seinem »Degen« wecken. Obwohl ich bis

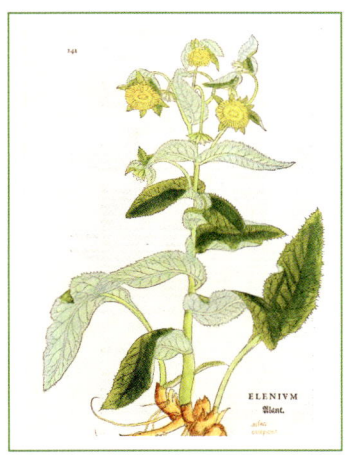

Alant

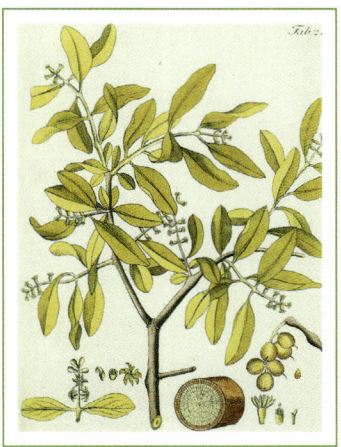

Mistel

dahin eine Pflanze namens Gauchheil nicht kannte und nie von ihr gehört hatte, war mir bereits im Traum klar, dass das Männchen ein Pflanzengeist war. Am nächsten Tag schlug ich im Pflanzenalmanach nach – und wirklich, es gibt eine Pflanze mit diesem Namen!

Der Gauchheil, ein heimisches Ackerunkraut, ist heute als Heilmittel nicht mehr üblich. In der Volksheilkunde brachte er früher unter anderem bei Zahnproblemen wie »Zahnwürmern« Hilfe. – Ich war verblüfft und begeistert.

Da weder die Samen noch die einjährige Pflanze vorrätig waren, hängte ich mir ein Bild von ihr übers Bett, und dort hängt es heute noch. In der darauf folgenden Nacht schlief ich sehr unruhig, da ich immerzu aufwachte, wenn ich wieder einmal zu fest die Zähne zusammenbiss. Das blieb so einige Nächte lang, bis ich wieder normal und tief schlafen konnte. Die Zeit des Zähnezusammenbeißens war vorbei!

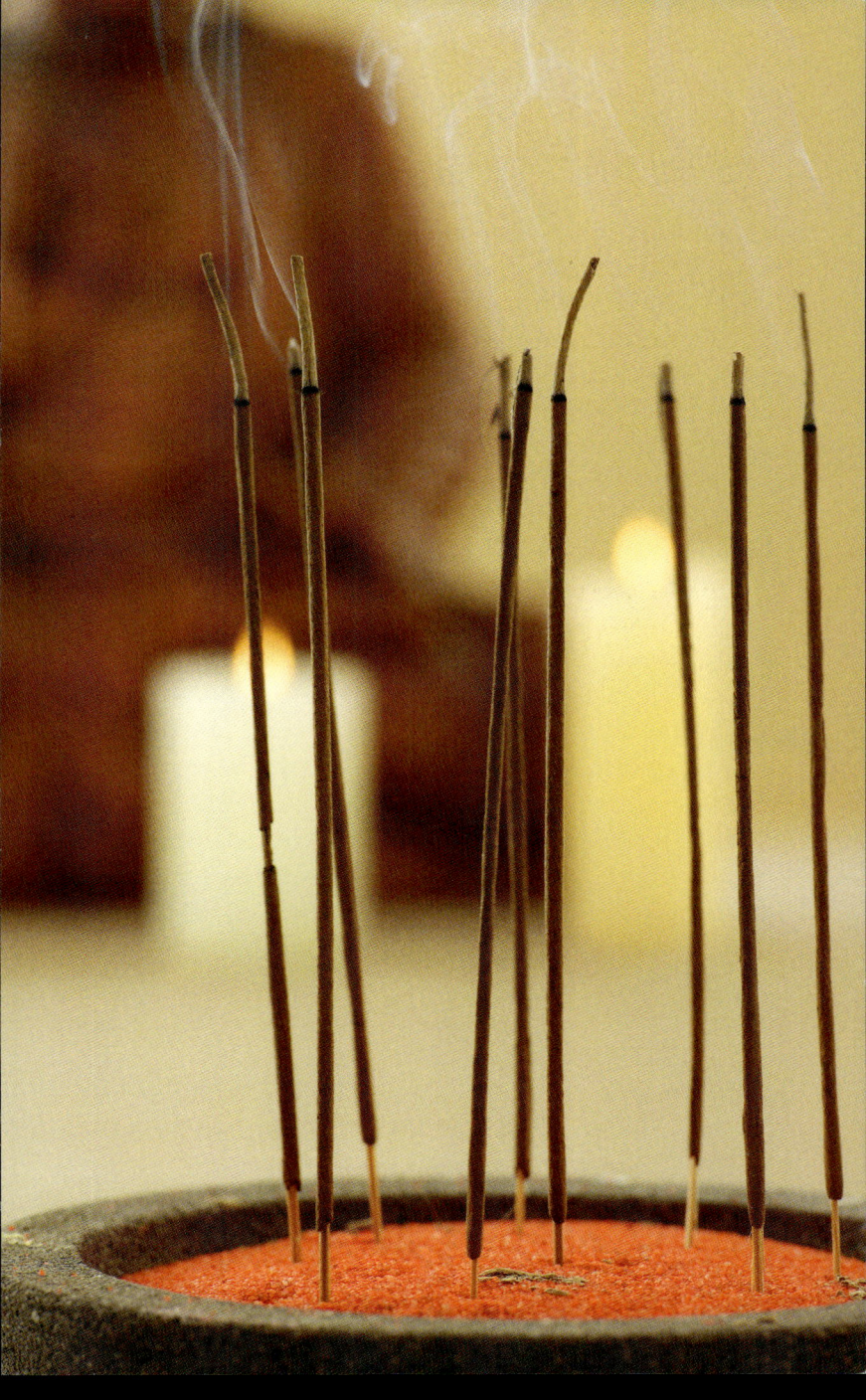

Wie wirkt Räuchern?

Beim Räuchern geht es – ähnlich wie in der Homöopathie – darum, den Geist (die Wirkung) der Pflanze von der Materie (Pflanzenkörper) zu lösen. Für diesen Vorgang wird die Glut des Feuers zur Transformation verwendet. In dieser nun geistigen Form kann sich der Pflanzengeist ungehindert verbreiten und seine Kraft entfalten. Die Kräfte der Elemente verstärken dies und wirken symbolisch in der Glut (Feuer), der (Räucher-)Schale (Wasser), der Pflanze (Erde) und dem Rauch (Luft).

Die verschiedenen Ebenen der Pflanzen, wie weiter oben beschrieben, wirken auch beim Räuchern. So kann ich zum Beispiel im medizinischen Sinne die Raumluft oder Fleisch mit dem keimtötenden Rauch des Wacholders desinfizieren bzw. haltbarer machen (wie beim Wacholderschinken). Ich kann aber auch mit dem mythischen Aspekt des Wacholders arbeiten (Märchen vom Machandelbaum, Seite 17, 117 f.). In diesem Aspekt zeigt uns der Wacholder seinen Bezug zur Ahnenwelt und kann uns helfen, unser »wahres Erbe«, nämlich die Kraft- und Wissenslinien der Vergangenheit, zu öffnen. Oder ich habe ein ganz persönliches Treffen mit dem Wacholderrauch, wo nur ich und der Wacholdergeist wissen, um was es geht.

Beim Räuchern spielen zwei Dinge zusammen: Das ist zum einen die menschliche Absicht und zum anderen die Kraft der Pflanze. Unsere Absicht gibt die Richtung an. Das Pflanzenwesen, losgelöst und transformiert durch die Glut, schenkt uns seine Kraft und hilft dadurch bei der Umsetzung der Absicht. Das Räuchern wirkt daher vor allem auf der geistigen und emotionalen Ebene.

Manche Menschen ziehen durch negativ geladene Gedankenstrukturen und Gefühle entsprechende Energien an. Diese setzen sich zunächst in den verschiedenen Schichten der Aura fest, bevor sie sich als körperliches Muster oder Krankheit manifestieren. Hellsichtige und Schamanen können dies in einem schmutzig-trüben Farbspiel der Aura erkennen oder in einer Verschleierung oder auch in Form energiesaugender Astralwesen. Dies ist der bildliche Ausdruck der Krankheit, noch bevor sie vom körperlichen Auge wahrgenommen wird. Früher nannte man diese Erscheinung die »Krankheitsdämonen«. Und genau hier setzt das Räuchern an: Mit der Kraft des Rauches können wir Verunreinigungen unserer Aura lösen, bevor sie sich manifestieren. Selbstverständlich müssen wir zusätzlich noch mit unseren Gefühls- und Gedankenstrukturen arbeiten, sie auflösen oder transformieren, beispielsweise über Meditation, Affirmation oder Therapie.

Ein sehr einfaches Beispiel aus dem Alltag: Stellen Sie sich vor, Sie räuchern nach einer stressvollen Situation. Vielleicht nach einem Streit in der Arbeit oder nach einer langen, anstrengenden Autofahrt bei schlechten Sichtverhältnissen. Zu Hause angekommen, tragen Sie die Anspannung immer noch mit sich. Wenn Sie sich nun die Zeit zum Räuchern nehmen, werden Sie sofort Erleichterung und Erdung spüren. Ihre Gedanken drehen sich nicht mehr im Kreis, Rücken und Schultern entspannen sich, und ein tiefes Aufatmen weitet Ihren Brustraum. Sie sind nun wieder in Harmonie mit Ihrer persönlichen Schwingung.

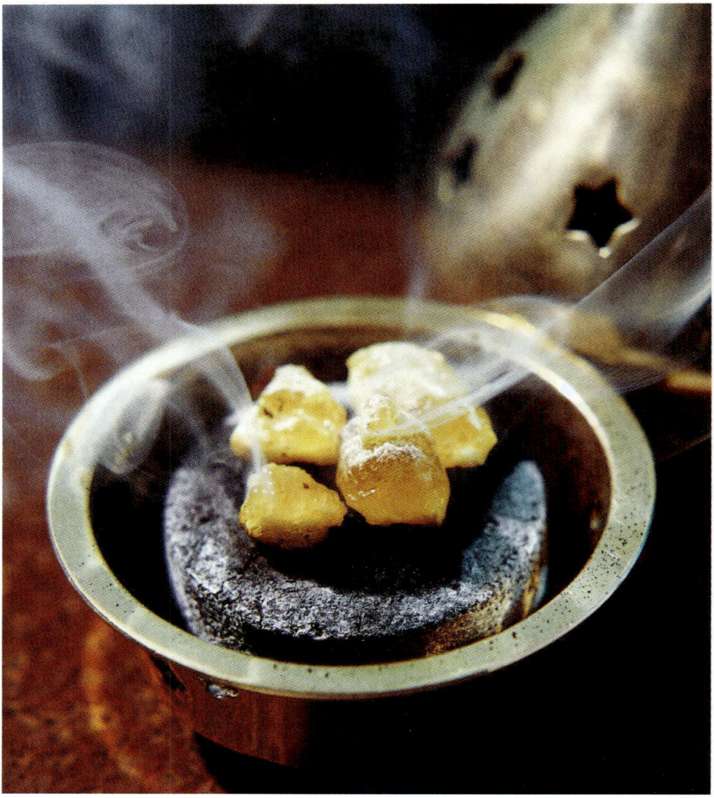

Auch Räume und ganze Anwesen können mit dem Räuchern entstört werden. In einem Haus, wo beispielsweise viel Streit und Zank herrscht, Geschäfte bankrottgingen, Unglücke passiert sind oder Sterbende nicht wirklich loslassen konnten, bleibt dies oft in der Schwingung, das heißt im energetischen Haushalt des Hauses verhaftet. Wir sagen dann: »Da spukt's« oder »Darauf liegt ein Fluch.«

Anhand eines Räucherrituals mit starken Reinigungspflanzen, die auf mehreren Ebenen wirken (Engelwurz, Wacholder, Fichtenharz, Eschensamen etc.), ist aber eine Transformation möglich und die energetischen Verhaftungen des Hauses können sich auflösen. Eine Ritualbeschreibung hierfür finden Sie auf Seite 215 ff.

Natürlich vorkommende Störenergien wie zum Beispiel Wasseradern oder künstliche Störungen in Computerräumen können jedoch nicht wirklich entstört werden. Aber man kann auch hier mit dem Räuchern bestimmter Pflanzen, die die Auflösung von Spannung in sich tragen (Beifuß, Wermut, Johanniskraut, Rainfarn – siehe Wetterpflanzen, Seite 39 ff.), immer wieder Erleichterung schaffen. So wird zum Beispiel im Büro der Gärtnerei *Blumenschule* oft geräuchert, wenn Computerprogramme abstürzen, Kopierer ausfallen, Telefone verrückt spielen etc. Das bewirkt zum einen, dass die in diesem Fall angespannte Bürobelegschaft sich wieder beruhigt und erdet, um dann konzentriert und gelassen weiterarbeiten zu können. Zum anderen entspannt es die gesamte elektrische Ladung im Raum und schafft daher auf energetischem Wege Erleichterung.

Wir können mit Räuchern reinigen, heilen, schützen, segnen, einen geistigen Raum/Atmosphäre schaffen, orakeln und geistig reisen.

Ich möchte hier noch einige Beispiele aus meiner Erfahrung erzählen, um zum einen zu zeigen, wie einfach manches ist, und zum anderen, welch ungewöhnliche und verschlungene Wege manchmal gefordert sind.

Ganz am Anfang meines Räucherweges kam eine Freundin zu mir, deren Schwiegermutter im Sterben lag. Die kranke Frau konnte nicht friedlich einschlafen, da sie sich von einem Astralwesen, das nur die Sterbende wahrnahm, bedroht fühlte. Sie sah einen großen menschengestalteten Vogel mit Brille, der ihrem verstorbenen Bruder ähnlich sah. Dieser hatte sich vor Jahren das Leben genommen. Sie hatte große Angst vor dem Vogel, der sie mit seinem Schnabel und den Krallen attackierte. Warum sie angegriffen wurde, wusste sie nicht.

Ich hatte bei dem Heilpraktiker Dr. rer. nat. Max Amann von *Natura Naturans* (Arbeitsgemeinschaft für Traditionelle Abendländische Medizin/TAM) gehört, dass die Engelwurz besondere Transformationskräfte hat. Wie ein Engel führt diese Pflanze Verstorbene zum Licht. Der Name einer Pflanze sagt uns immer sehr viel über ihr Wesen aus. »Benenne sie und du kennst ihre Kraft.« Ich hatte das Verräuchern ihrer Wurzel in solch einer Situation noch nicht ausprobiert, gab aber trotzdem meiner Freundin den Rat, es zu versuchen und im Krankenzimmer zu räuchern. Sie tat es. Eine einmalige intensive Räucherung der Engelwurz-Wurzel mit der Absicht der Räuchernden, das Astralwesen zum Licht zu führen, reichte aus, und es war verschwunden. Die kranke Frau konnte in Frieden sterben.

Dies war meine erste Begegnung mit der Kraft der Engelwurz. Es folgten noch viele sehr unterschiedliche Erfahrungen. Für mich ist sie eine der stärksten Schutz- und Transformationspflanzen, die ich kenne, und absolut ebenbürtig in der Stärke mit den orientalischen oder asiatischen Harzen. Leider erinnert der Rauch ihrer Wurzel an verbrannten Sellerie und riecht daher nicht so aromatisch balsamisch wie so manches Harz.

Nun zu einem zweiten Beispiel, bei dem es um eine etwas kompliziertere Angelegenheit geht: Innerhalb einer meiner Kurse kam eine Frau auf mich zu, die Probleme hatte, ihren schönen, allein stehenden Bauernhof zu verkaufen (erst mal ungewöhnlich, denn viele Menschen suchen ja genau so etwas). Durch eine Arbeitsplatzveränderung mussten sie und ihre Familie wegziehen. Während des Gesprächs erzählte sie mir, dass in der Familie ihres Mannes, der von dem Hof stammte, alle männlichen Mitglieder unter Migräne litten, die nur mit einer homöopathischen Hochpotenz von Belladonna (Tollkirsche) behandelt werden konnte. Weiter erzählte sie, dass der Großvater ihres Mannes aus seinem Elternhaus wegen eines unehelichen Kindes verbannt wurde und daraufhin zum jetzigen Hof kam. Dieser alte Bann wirkte auf die männlichen Mitglieder der Familie und den Hof, der ja aus der männlichen Linie kam.

Ich wusste, dass außerhalb von Homöopathie und Medizin die Tollkirsche früher in magischen Praktiken zum Bannen und Verbannen verwendet wurde. Wenn nun eine Pflanze die Kraft zum Bannen hat, so hat sie auch die Kraft, einen Bann zu lösen!

Atropa Belladonna zu verräuchern ist eher ungewöhnlich und ich würde es nur in solchen speziellen Situationen empfehlen. Aber in diesem Fall war es einen Versuch wert. Kinesiologisch wurde noch Genaueres ausgetestet und durch die Intuition der Kursteilnehmerin stellte sich heraus, dass eine Tollkirschenbeere in das alte Stammhaus gelegt werden müsse und der Hof des Großvaters, der zum Verkauf anstand, mit homöopathischen Globoli C 200 geräuchert werden sollte. Noch nie zuvor hatte ich mit homöopathischen Globoli geräuchert. Der Rauch der Hochpotenz verbreitete sich über das Anwesen und gleichzeitig wurde der Bann symbolisch mit der Tollkirschenbeere zurückgegeben. Das führte zur Entbannung des Anwesens und zur Heilung der Stammhauslinie, denn Verbannte und Bannende hängen wie in einem Vertrag über Generationen hinweg zusammen. Der Hof wurde kurze Zeit später verkauft und die Familie zog fort. Was aus den Kopfschmerzen der männlichen Familienmitglieder geworden ist, konnte ich leider nicht mehr in Erfahrung bringen.

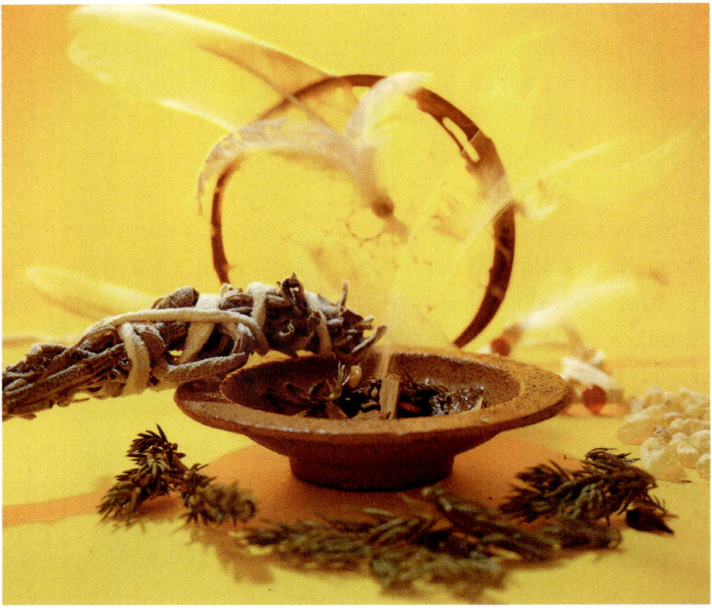

Eine Reise durch die Zeit

Wo Feuer ist, ist auch Rauch

Stellen Sie sich vor, Sie lebten vor ca. 10 000 Jahren. Es ist ein kalter Abend und Sie sitzen zusammen mit Ihren Sippenmitgliedern in einer Höhle um ein prasselndes Feuer herum. Die letzte Jagdbeute liegt, damit die Tiere sie nicht erreichen, in den oberen Nischen der Höhle. Das trockene Holz ist verbraucht und einer der Gefährten bringt einen noch frischen Wacholderbusch zum Verbrennen. Das lodernde Feuer erlischt dadurch, aber die Glut lässt die ätherischen Harze des Wacholders verdampfen. Nachdem sich der erste beißende Rauch verzogen hat, wird die Höhle vom aromatischen Duft des Wacholders erfüllt. Ihr Husten, den Sie schon seit einigen Tagen haben, wird dadurch etwas gemildert, und der Schleim beginnt sich zu lösen. Die Streitereien zwischen den Sippenmitgliedern legen sich, bis allmählich eine entspannte Stille eintritt.

Selbst die gichtigen Gelenkschmerzen der Großmutter werden etwas gelindert, als sie einer Intuition folgend ihre Glieder im Rauch badet. Die Wirkung des keimtötenden Rauches wird auch an der Jagdbeute sichtbar. Da sich der Rauch unter der Höhlendecke sammelt, konserviert er den Rehschlegel.

Die Heiler der Gruppe sind auf die Wirkung des Rauches aufmerksam geworden und nutzen ihn, um körperliche Leiden zu lindern. Die Schamanen jedoch nutzen den Rauch bestimmter Pflanzen, um in andere Bewusstseinswelten zu reisen. Dabei erkennen sie, dass Krankheitsdämonen dem

Rauch reinigungsstarker Pflanzengeister entfliehen. Andere Geister und Stimmungen – vielleicht sogar Tiergeister – werden wiederum vom Rauch bestimmter Pflanzen angezogen. Schon bald wird das Räuchern – zusammen mit dem Rhythmus der Trommel und dem Einnehmen bestimmter Pflanzen – eines der wichtigsten Handwerkszeuge der in Trance gehenden Schamanen – und so sollte es bleiben, selbst als sich längst Hochkulturen mit festen Kulten und staatlichen Religionen entwickelt hatten. Die Praxis des Räucherns verbreitete sich weltweit und wurde mehr und mehr verfeinert.

Es wurde geräuchert, um den Göttern oder Ahnen zu huldigen. Die Vorstellung, der balsamische Rauch sei die Nahrung der Götter und trage die Gebete zu ihnen, war weit verbreitet. Aber auch zu profanen Zwecken wurde geräuchert, zum Beispiel um Kleider, Haare oder Wohnräume zu aromatisieren, und nicht zuletzt zur Schädlingsabwehr. Wer sich für dieses alte Wissen der Hochkulturen interessiert, dem sei das Buch *Botschaften an den Himmel* von Susanne Fischer-Rizzi (siehe Literatur) empfohlen.

Auch heute noch wird auf der ganzen Welt geräuchert. In den asiatischen und orientalischen Ländern ist das Räuchern sogar alltägliche Praxis. Nur die westliche Wissenslinie über die Kraft des Räucherns ist bzw. war zum großen Teil unterbrochen (abgesehen vom Konservieren bei Fleisch und Fisch). Reste des geistigen Räucherns finden wir heute noch in den Hochämtern der katholischen Kirche, wobei hier meist der orientalische Weihrauch verwendet wird. Das Interesse am geistigen Räuchern ist aber inzwischen auch u.a. durch die Beschäftigung mit fernöstlichen Lehren verstärkt worden, wo die Räucherstäbchen häufig bei der Meditation genutzt werden. Da liegt es nahe, auch dem Wissen um unsere eigene Räucherkultur mit heimischen Kräutern wieder auf die Spur zu kommen.

Auf unserer Suche sind es vor allem das Brauchtum und die mystischen Bilder, die uns Aufschluss geben. Unsere eigene Vorstellungskraft hilft uns, die Vergangenheit wieder lebendig werden zu lassen. So lade ich Sie nun ein, eine Entdeckungsreise zu den Erfahrungen und dem Wissen unserer Vorfahren zu unternehmen.

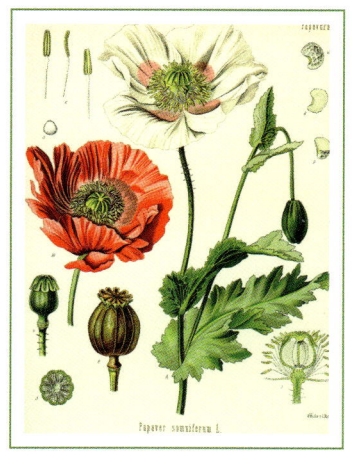

Schlafmohn

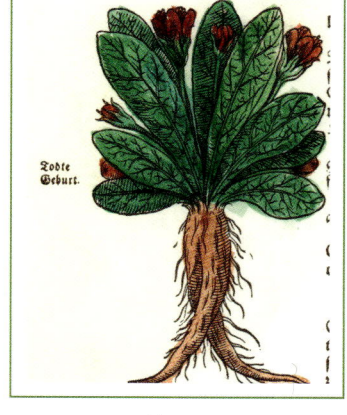

Alraune

Auf den Spuren der Ahnen

Ich nehme an, dass unsere Vorfahren zumeist bodenständige und praktische Menschen waren. Sie kannten sich gut in ihrer unmittelbaren Umgebung aus und nahmen davon das, was für sie von Nutzen war. Sie kannten die Pflanzen, die vor ihrer Tür in Wald und Heide wuchsen, und nutzten sie auf respektvolle Weise. Wenn sie Kräuter zum Heilen sammelten, sprachen sie die Pflanze mit einem Spruch oder Gebet an. Darin erinnerten sie die Kräuter an ihre Aufgabe, die sich dann in den Heilkräften ausdrückte. Mit der Christianisierung wurden aus diesen Anrufungen christliche Gebete, die beim Pflücken gesprochen wurden. Doch nur wenige dieser alten Sprüche und Gebete sind uns erhalten geblieben.

Die Menschen waren tief mit ihrem Land verbunden und schwangen im Gleichklang mit den Kräften der Natur. Wenn nun einer aus dieser harmonischen Schwingung herausfiel, sei es durch Krankheit auf körperlicher oder geistiger Ebene, halfen ihm die Pflanzen dabei, wieder in den Lebensrhythmus zurückzufinden. So gingen unsere Vorfahren in den Wald, holten sich etwas Kiefern-, Fichten- oder Tannenharz, ein paar Triebspitzen des Wacholders und etwas Beifuß, Bartflechte und Eisenkraut. Schon hatten sie eine wunderbare aromatisch-würzige Räuchermischung, um sich selbst oder ihre Stube zu reinigen.

Die Menschheit und ihre Geschichte ist aber nicht statisch, und so kam es auch hier zu einer bedeutenden Erweiterung: Unter Karl dem Großen, Römischer Kaiser Deutscher Nation (742–814), gab es eine regelrechte »Kräuterwende«. Er herrschte über ein großes Reich, in dem er mit seinem Hofstaat umherreiste. Schnell erkannte er, was für eine großartige Apotheke die mediterranen Kräuter waren. Deshalb ordnete er in den Klöstern nördlich der Alpen an, südländische Kräuter wie Salbei, Lavendel, Thymian, Ysop etc. in ihre Klostergärten zu pflanzen.

Gleichzeitig verbot er unter Androhung höchster Strafe das Verehren von heiligen Quellen, Bäumen und Orten. Er ließ auch das Baumheiligtum »Irmensul« zerstören, das die Germanen verehrten.

Durch die römische Besatzung (ca. 27 v. Chr. – 395 n. Chr.) hatte die Bevölkerung bereits einige der mediterranen Kräuter kennen gelernt. Richtig heimisch wurden sie aber erst durch den besagten Kaiser Karl den Großen. Im Schutz der Klostermauern gediehen die Kräuter prächtig und gelangten von dort aus dann in die Bauerngärten des einfachen Volkes. Die Menschen erkannten neben der volksmedizinischen Anwendung schnell auch die Räucherwirkung dieser Kräuter. Sie machten es also wie die Römer, die schon seinerzeit ihren Göttern mit dem Rauch dieser Pflanzen huldigten.

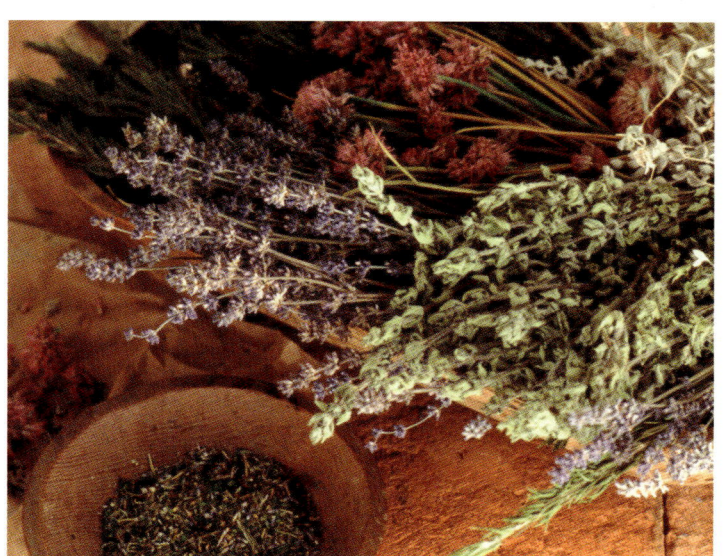

Kräuterbuschen

Aus vorchristlicher Zeit blieb im Volk die Tradition des Kräuterbuschen (Kräuterbüschels) erhalten, die in ländlichen Gegenden bis heute noch lebendig ist. Zu den Jahreskreisfesten wurden magische Kräutergebinde wie Hegewisch, Kranz und Buschen gebunden. Sie waren die Hausapotheke für die ganze Hofgemeinschaft im Winter. Auch die Räucherkräuter wurden in diesen Büscheln aufbewahrt. Diese Gebinde haben in manchen Gegenden bis heute noch die Form von Runen, wie bei der Man-Rune, die den Menschen symbolisiert.

Die Zahl Neun war den Vegetationskräften zugeordnet. In den Kräuterbuschen wurden neun oder 99 Kräuter gebunden. Der Ausruf »Ach du grüne Neune« ist aus dieser alten Zahlenzuordnung noch erhalten geblieben. Dieser Schreckensausruf beinhaltet bereits die Verteufelung der Vegetationsgottheit, die durch die Christianisierung im Mittelalter ihren Höhepunkt fand. Ursprünglich wurde in der Kräuteranwendung immer mit der Zahl Neun gearbeitet. So wurden neun Kräuter oder Gehölze angewendet, sie wurden neun Tage lang eingenommen und zur neunten Stunde (also um 9 oder 21 Uhr) geerntet. Später kam mit der Christianisierung zu der Zahl Neun noch die magische Sieben für die sieben Planetenkräfte hinzu. So

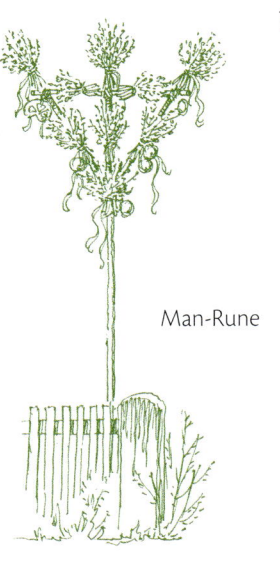

Man-Rune

werden heute noch viele Kräuterbuschen mit sieben oder siebenundsiebzig Kräutern gebunden.

Wann räucherten unsere Ahnen?

Geräuchert wurde zu den Jahreskreisfesten und später zu den christlichen Festtagen. Außerdem wurde zu allen wichtigen Gelegenheiten des Lebens geräuchert: bei Geburt genauso wie bei Tod, bei Heirat, im Krankenzimmer oder einfach nach dem Winter, um den alten Mief loszuwerden und Hof und Stall zu desinfizieren. Der Rauch des Wacholders und der Alantwurzel war eines der Hauptdesinfektionsmittel bei Krankheit und Seuchen. In der Pestzeit brannten in den Städten riesige Wacholderfeuer, um die Luft zu reinigen und dadurch die Seuche zu vertreiben.

Um sich vor Unwetter zu schützen, wurden unter anderem zum so genannten Wettersegen bestimmte Pflanzen verräuchert (siehe auch Seite 39 ff.). Dafür gab es Wetterpflanzen, die im Kräuterbündel enthalten waren. Die Königskerze oder Wetterkerze, die in der Mitte des stattlichen Buschens stand, ist ein Beispiel dafür.

Zu bestimmten Lostagen war auch das Orakeln und Weissagen im Rauch sehr verbreitet. Da gab es beispielsweise den Brauch junger Mädchen, einen eigens dafür gebundenen Kräuterbesen anzuzünden und in dessen Rauch sich den zukünftigen Ehegatten zu erträumen (interessant ist hier die Verbindung Kräuterbesen – Hexenbesen!).

Große Orakeltage im Jahr waren die Rau(ch)nächte (siehe S. 194 ff.), an denen mit Hilfe des Rauches in die Zukunft geschaut wurde.

Bei Geburten und im Wochenbett wurde eine zu Lichtmess geweihte rote Kerze angezündet und reinigend und segnend geräuchert (Lavendel und Mariengras). Ein alter von den Germanen stammender schutzmagischer Brauch war es, nach der Geburt des Kindes den Kehricht der vier Stubenecken zu verräuchern und mit neunerlei Hölzern die vier Tischecken abzuschaben. Danach wurde das Kind auf diesen Tisch gelegt und dem Sippengott geweiht.

Mit neunerlei Hölzern wurde auch heilend geräuchert und wurden Amulette gefertigt. Durchaus üblich war das ergänzende Opfern an die Elemente, indem Salz oder Mehl in die vier Windrichtungen, in das Herdfeuer, den Brunnen und in die Erde gegeben wurde. Der heute wieder neu belebte Brauch, für das Kind einen Baum zu pflanzen und dessen Wurzeln die Plazenta beizugeben, stammt noch aus dieser Zeit.

Im Krankenzimmer wurden im Rauch gute oder böse Omen gesehen. Man glaubte, dass der Kranke überleben würde, wenn der Rauch sich gleichmäßig verteilte oder senkrecht aufstieg; zog er aber zur Tür oder zum Fenster, bedeutete das den Tod.

Auch im Sterbezimmer wurde reinigend geräuchert bzw. nach dem Tod: Dann öffnete man Türen und Fenster, damit die Seele des Menschen mit dem Rauch hinausgetragen werden konnte. In vorchristlicher Zeit ging man davon aus, dass die Seele so lange umherirrte, bis die Percht oder der Gott Wotan mit dem »wilden Heer« zu Samhain oder in den Raunächten die Seelen einsammelte und ins Jenseits führte. Bedeutsam war auch, in welche Richtung der Rauch beim Verbrennen des Leichenstrohs zog, denn man ging davon aus, dass aus dieser Richtung noch im selben Jahr der nächste Tote käme.

Diese auf Schwarz-Weiß-Malerei reduzierten Bräuche betrachte ich aus heutiger Sicht mit Skepsis, denn sie verkennen den tieferen Sinn von magischen Riten. Oft verkommt wirkliches Wissen im Laufe der Zeit zu hohlem Brauchtum oder gar Aberglauben, das ohne tiefere Bedeutung praktiziert wird. Damit wirkt es einengend und erzeugt bei den Beteiligten häufig Unbehagen oder Angst. Es dient nicht mehr der Freiheit des Herzens und hat keine Verbindung mehr zum Ursprung menschlichen Lebens.

Wie tief das Wissen über Feuer und Rauch sein kann und – wie ich glaube – auch bei uns einmal war, ist mir bei den Feuern indianischer Schwitzhüttenrituale aufgefallen. In einem Schwitzhüttenritual reinigt man sich geistig und körperlich. Dafür werden in einem Feuer erhitzte Steine in eine kleine halbkugelige Hütte gegeben. Ähnlich wie bei einer Sauna werden Aufgüsse gemacht, da es aber ein spirituelles Ritual ist, wird zusätzlich zum körperlichen Schwitzen gesungen und gebetet.

Schwitzhütte und Feuer bilden eine Einheit, sagte der Lehrer einer indianischen Tradition zu mir. Er beauftragte mich, das Feuer, in dem die Steine zum Glühen gebracht wurden, zu beobachten, denn in der Art des Feuers kann die Qualität der anschließenden Schwitzhütte erkannt werden. Bei den ersten Schwitzhüttenritualen versuchte ich, diese Aufgabe mit dem Kopf zu lösen. Nach und nach veränderte sich meine Wahrnehmung und ich beobachtete nur noch in einer gedankenlosen, aufmerksamen Schau das Feuer mit dem aufsteigenden Rauch – und die Qualität der anschließenden Schwitzhüttenzeremonie teilte sich mir gleichsam intuitiv mit.

Ich erzähle diese kleine Geschichte, weil ich davon überzeugt bin, dass auch unsere Vorfahren mit den Rauchorakeln ähnlich wissend gearbeitet haben, bevor es zur einfachen Schwarz-Weiß-Malerei kam. Um heimisches Räucherwissen in aller Tiefe wieder aufleben zu lassen, gibt es die Möglichkeit, in sich selbst hineinzuhorchen, denn in unseren Genen ist das Wissen unserer Ahnen gespeichert. Dieses Ausprobieren – verbunden mit gelebtem Brauchtum und dem Wissen anderer Völker, das uns heute wie nie zuvor zur Verfügung steht – macht eine ganz persönlich gelebte Spiritualität aus. Ich möchte alle ermutigen, eigene individuelle Wege zu gehen und sich selbst mehr zu vertrauen!

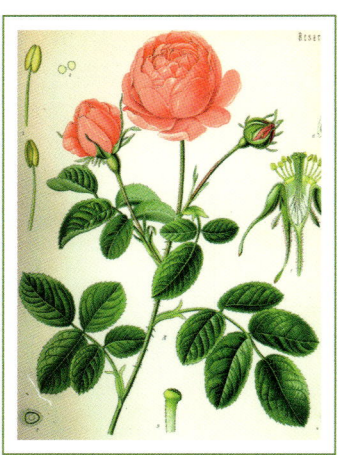

Rose

Wettersegen

»Ist denn keine alte Fraue,
die kann pflücken Hartenaue (Johanniskraut),
dass sich das Gewitter staue?«

Dies ist einer der Sprüche, die man ehemals vor Anbrechen eines Gewitters ausrief. Daraufhin eilten die Menschen herbei und brachten ihre getrockneten und aufbewahrten Wetterpflanzen: Johanniskraut, Beifuß, Wetterkerze (Königskerze), Eisenkraut, Schafgarbe oder Rainfarn wurden in die Räucherpfanne auf die Glut gegeben und dann ging man damit betend und die Himmelsmächte um Hilfe anrufend um das Anwesen herum. Das Räuchern gegen Unwetter war ein wichtiger Bestandteil des so genannten Wettersegens, denn die Menschen waren auf Gedeih und Verderb von ihrer Ernte abhängig. Vernichtete ein Hagelschauer das Korn, so war Hunger im nächsten Winter unabwendbar. Also versuchte jeder, sich mit religiösen und magischen Riten davor zu schützen.

Warum schützten gerade diese Pflanzen vor Unwetter?

Wenn ich heutzutage den Standort der Wetterpflanzen in ihrer natürlichen Umgebung betrachte, fällt mir einiges auf: Johanniskraut, Beifuß, Königskerze, Rainfarn wachsen alle besonders kräftig an eher »schwierigen« Plätzen: an Bahndämmen, auf Schutthalden, unter Strommasten oder sie gedeihen entlang hoch frequentierter Straßen. Meist ist der Boden dort durch Erdarbeiten umgearbeitet und daher kiesig, steinig und trocken. All diese Pflanzen wachsen auf mageren, trockenen Böden genauso gut wie auf fetten, humosen Böden. Das Einzige, was sie nicht mögen, ist stehende Nässe.

Also ist es mehr als die Erdbeschaffenheit, die die Pflanzen dort in so prachtvoller Fülle sich ansiedeln lässt. Es sind Pflanzen, die mit bestimmter »Störenergie« wie beispielsweise Elektrosmog oder Irritationen durch vorbeirauschende Autos gut zurechtkommen. Sie werden groß und stark, wo andere Pflanzen eher kränklich und oft von Pilzen und anderen Pflanzenschädlingen befallen werden. Es ist, als ob ihnen diese Art von Stress nichts anhaben kann. Und genau so ist es: Diese Pflanzen tragen das Prinzip in sich, Störenergien oder Spannungen zu neutralisieren. Das war natürlich schon immer so und wenn sie damals nicht an Autobahnen oder Hochspannungsleitungen wuchsen, so gediehen sie besonders üppig auf erdeigenen Störstellen. Diese Plätze mit hohen Erdstrahlen oder kosmischer Strahlung waren unseren Vorfahren bekannt. Sie wussten, welche für den Menschen schädlich und welche heilend sind.

Das Prinzip »Gleiches heilt Gleiches«, das viel älter ist als die Homöopathie, war den Menschen seinerzeit schon vertraut und sie wussten, dass Beifuß, Johanniskraut, Wetterkerze und Rainfarn bei hoher Spannung Abhilfe schaffen würden. Gewitter sind nichts anderes als die Entladung angestauter Erd- und Himmelsenergien. Indem die Menschen das Haus und die angrenzenden Felder mit diesen Pflanzen räucherten, ent-spannte sich die Atmosphäre. Der

Rauch verteilte sich über das Anwesen und gab dabei die ausgleichende Information an die Umgebung ab. Selbst wenn es daraufhin noch hagelte, waren die Auswirkungen dennoch nicht so zerstörerisch.

Diese Art der Räucherung hat sich übrigens auch bei »menschlichen Gewittern« wie Streit und Stress bestens bewährt – probieren Sie es aus!

»Jovisbart, heilige Blume,
Krone des Herrn,
wenn der Blitz droht,
hält ihn der Jovisbart auf.«

Eine andere wetterwirksame Pflanze ist die Hauswurz (Jovisbart/Donarbart). Sie war dem Gott Donar/Thor geweiht, dem Herrn von Blitz und Donner. Man pflanzte sie gegen Blitzschlag auf das Hausdach. In den *Capitulare de villis* befahl Karl der Große den Bauern sogar, die Hauswurz sozusagen als Blitzabwender auf das Anwesen zu pflanzen.

Ein alter germanischer Brauch war es, das zur Wintersonnwende geweihte Eichenholz des Julblocks bei herannahendem Gewitter in das Herdfeuer zu legen. Auch die Eiche war Donar/Thor geweiht. Nicht umsonst stehen Eichen häufig an Plätzen, in denen der Blitz gerne einschlägt, wie zum Beispiel an Kreuzungspunkten unterirdischer Wasseradern. So nutzte man auch hier das homöopathische Prinzip und versuchte, mit dem Verbrennen des Eichenholzes die Blitzschlagenergie zu neutralisieren. Gleichzeitig wollte man durch diese Opfergabe Thor gnädig stimmen.

Ähnlich ist auch der katholische Brauch, die angebrannten Scheite des Osterfeuers aufzuheben und bei Gewitter im Hausherd zu entzünden. Die Art des Holzes ist
hierbei nicht mehr wichtig, da die magische Aufladung
durch die Weihe einen höheren Stellenwert bekam.

In verschiedenen Bergregionen werden von der katho-
lischen Bevölkerung bis heute noch Kerzen aus schwarzem
Wachs entzündet, die zu Lichtmess geweiht wurden. Diese
Wetterkerzen kann man oft in Klösterläden kaufen.

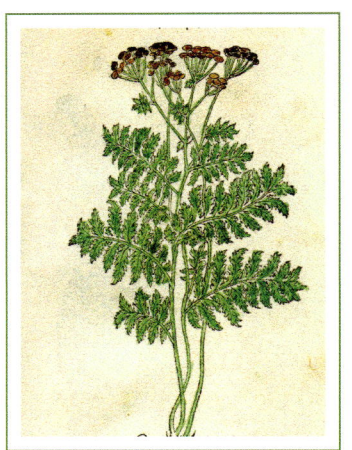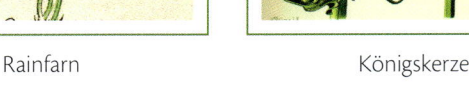

Rainfarn   Königskerze

Neunerlei Holz und das Notfeuer

Immer wieder stößt man beim Durcharbeiten der Schriften auf das Räuchern mit den bereits erwähnten Neunerlei Hölzern. Diese Hölzer von neun verschiedenen Baum- und Straucharten wurden hauptsächlich zum Heilen und zur Schadensabwehr eingesetzt (siehe Seite 34 f.). Welche Holzarten man dafür verwendete, ist nach Anwendung und Gegend unterschiedlich. So wurde zum Beispiel für fluchbeladene (beschriene) Menschen und Tiere nach der »Chemnitzer Rockenphilosophie« mit neun Hölzern von Bäumen und Sträuchern geräuchert, die nicht mit »-baum« endeten. Nach einer anderen Quelle wurde für krankes Vieh mit Kirsche, Pflaume, Birne, Apfel, Tanne, Kiefer, Birke, Linde und Weide geräuchert. Es gab unzählige Variationen der Neunerlei Hölzer. Auch das Sammeln dieser Hölzer unterlag oft bestimmten Riten. Einer davon war zum Beispiel das Sammeln des Holzes vor Sonnenaufgang von bereits abgestorbenen Bäumen oder Ästen.

Ein Randgebiet des Räucherns und doch in diesem Zusammenhang wichtig, sind die so genannten »Notfeuer«. Dieser uralte Brauch eines Heilfeuers reicht weit in unsere Geschichte zurück. Er könnte noch vor dem Einwandern der indogermanischen Stämme von der Vieh züchtenden Urbevölkerung praktiziert worden sein. Die Tradition der heiligen und heilenden Feuerrituale gab und gibt es bei allen Völkern der Erde. Sie sind – wie das Räuchern – eine

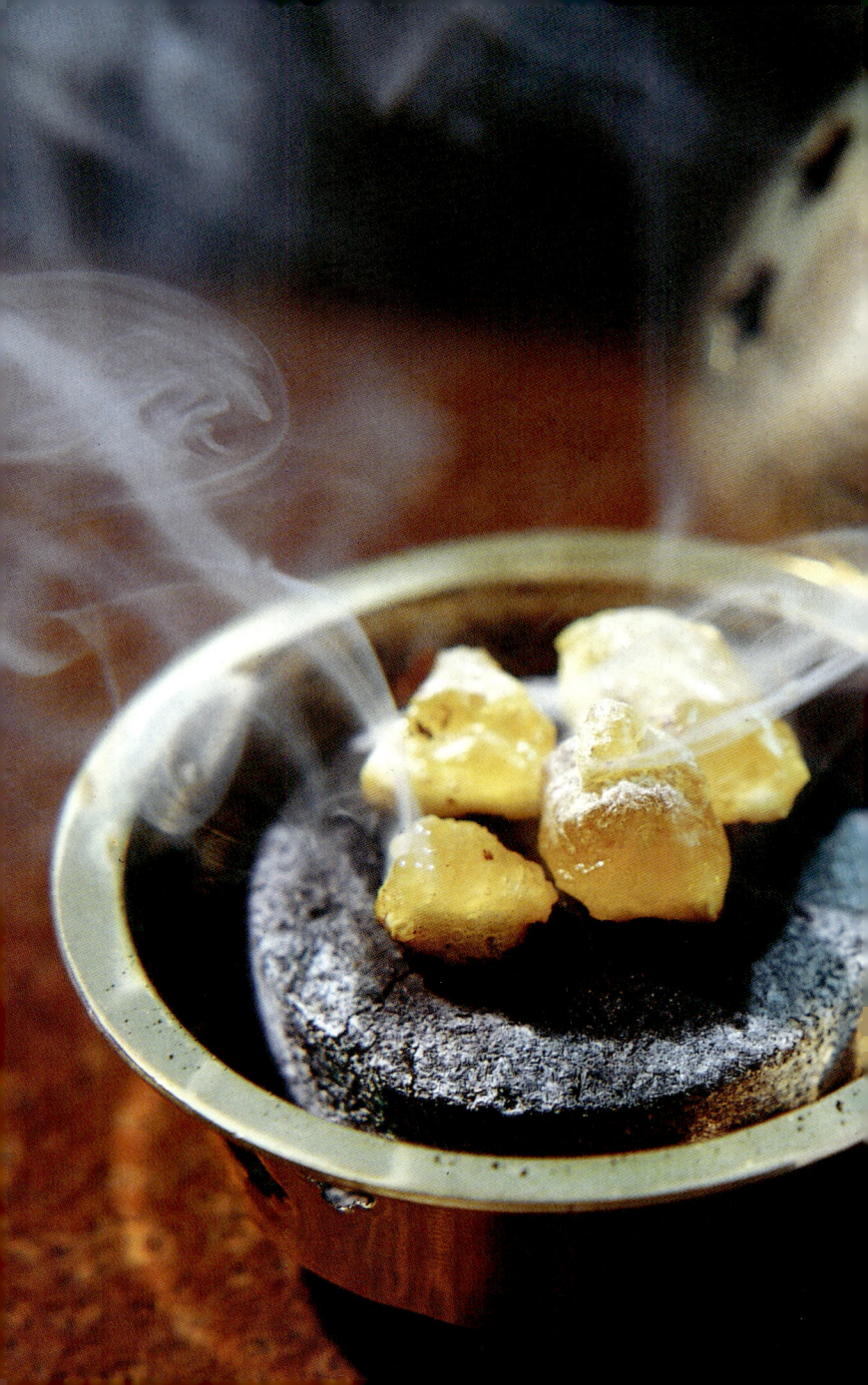

archetypische menschliche Handlung. Für mich selbst ist es ein kleines Wunder, dass das Notfeuer über Jahrhunderte hinweg sehr genau schriftlich dokumentiert ist und trotzdem nicht von den Häschern der Inquisition vernichtet wurde. Erste schriftliche Belege des Notfeuers sind in der *Capitulare de villis* aus dem 8. Jahrhundert zu finden. Danach tauchen schriftliche Belege erst wieder im 16. Jahrhundert auf und reichen dann bis in das 20. Jahrhundert hinein.

Die Notfeuer entzündete man, wenn Viehseuchen aufkamen: Gesundes Vieh wurde zur Vorbeugung und krankes Vieh zur Heilung hindurchgetrieben. Zunächst errichtete man gemeinschaftlich am Ende eines Hohlweges einen oder drei Scheiterhaufen aus Neunerlei Hölzern. Welche Holzsorten hierfür verwendet wurden, variierten. Oftmals aber waren Dornensträucher und Fruchtbäume dabei – zum Beispiel Wacholder, Holunder, Weißdorn, Schwarzdorn, Eberesche, Eiche, Apfel, Birne und Tanne. Alle Dorfbewohner waren am Errichten des Notfeuers beteiligt. Die männlichen Oberhäupter setzten dann den Tag für das Feuer fest. Vor Sonnenaufgang wurden alle Herdfeuer der Gemeinde abgelöscht. Dies war sehr wichtig! Nur so konnte mit dem Notfeuer das Alte (Kranke) vernichtet werden und das Neue (Gesunde) entstehen.

Für die ganze Gemeinde war Schweigen, teilweise bereits zuvor Fasten und Enthaltsamkeit Pflicht. Bei Sonnenaufgang versammelten sich alle Mitglieder der Dorfgemeinschaft um den vorbereiteten Zunderhaufen aus Zunderschwamm und zerriebenen Königskerzenblättern. Dieser wurde – und auch das war von äußerster Wichtigkeit – durch Reiben oder Quirlen entzündet. Es musste diese älteste Art des Feuerreibens sein. Gerieben wurde von männlichen Zwillingen oder von zwei keuschen Jünglingen, die zumindest den gleichen Namen trugen.

Mit dem glimmenden Zunderhaufen nun wurden die Holzstöße für das Notfeuer entzündet und durch das qualmende und schwelende Feuer das gesamte Vieh der Gemeinde dreimal hindurchgejagt: zuerst das Federvieh, dann die Schweine, Schafe und Ziegen und anschließend Kühe und Pferde. In der Pestzeit liefen die Menschen sogar selbst durch dieses reinigende Feuer. Anschließend wurden mit den brennenden Scheiten des Notfeuers die Herde der Häuser wieder feierlich entzündet.

So weit nun die kleine Reise in die Vergangenheit. Auch wenn manches der damaligen Riten und Bräuche aus heutiger Sicht sonderbar wirken mag, so ist es doch immer wieder spannend, zu sehen, wie viel Wissen um Brauchtum und Heilwirkung der Pflanzen die Zeit überdauert hat und zum Teil in unseren modernen Alltag eingeflossen ist bzw. gerade jetzt wieder neu zum Leben erwacht.

Auf den folgenden Seiten begeben wir uns nun in die Welt der heimischen und mediterranen Räucherpflanzen und erfahren alles Wesentliche zu Herkunft, Anbau und Ernte. Wir machen uns vertraut mit ihrer mythologischen Bedeutung, ihrem magischen Wissen und erkennen, welche Heilkraft sie uns durch das Räuchern schenken können.

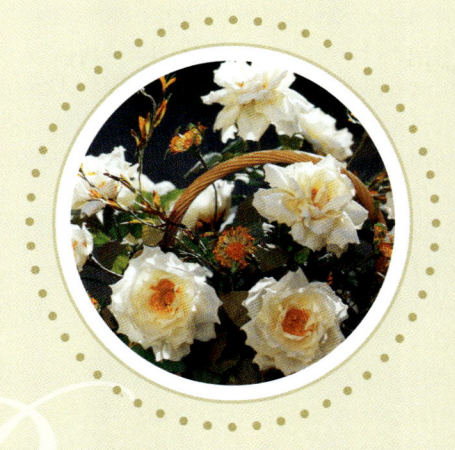

Räucherpflanzen

Wichtiges vorab!

Im Folgenden beschreibe ich die einzelnen Pflanzen aus meiner persönlichen Sicht und Erfahrung. Es sind hauptsächlich heimische oder mediterrane Pflanzen. Dazu kommen noch einige gängige orientalische Harze und ein amerikanisches. Diese Harze ergänzen unsere heimischen Pflanzen sehr gut.

Einzelne der beschriebenen Pflanzen sind giftig. Giftige Pflanzen sind oft die heilkräftigsten, denn sie haben sehr kraftvoll wirkende Inhaltsstoffe.

Es ist immer eine Frage der Dosis!

Ich möchte ausdrücklich darauf hinweisen, dass solche Pflanzen nur in Eigenverantwortung von erfahrenen und autorisierten Menschen angewandt werden dürfen. Einige davon sind psychoaktive, das heißt bewusstseinserweiternde Pflanzen, die ich »Lehrerpflanzen« nenne. Dieser Begriff ist von Schamanenforschern geprägt worden, da diese Pflanzen Lehrer der Schamanen und ihre Begleiter in andere Bewusstseinszustände sind.

Vom Verzehr dieser Pflanzen muss ich abraten.

Also: Vorsichtig dosieren und beim Verräuchern Fenster öffnen!

Gift- und Lehrerpflanzen gehören nicht in Kinderhände!

Schwangeren Frauen rate ich vom Umgang mit diesen Pflanzen ab.

Alant
Inula helenium

Der Alant – auch Sonnenwurz genannt – mit seiner honig-
gelben, strahlenumkränzten Blüte und seinem über zwei
Meter hohen Wuchs birgt die Kraft der Sonne in sich. So
wie er sonnengleich und aufrecht auch im Halbschatten
gedeiht, so hilft er in dunklen Zeiten, uns aufzurichten und
zu uns selbst zu stehen. Er bringt beim Verräuchern seine
Wärme und sein Leuchten ins Herz, wenn Depression,
Angst und Zweifel an uns nagen.

Früher wurde der Alant zur Wintersonnwende verräuchert, um sich mit ihm die Licht bringenden Sonnenkräfte
in die Stube zu holen und sie zu ehren. Ein anderer alter
Name für den Alant ist »Elfenampfer«, denn er wächst bevorzugt auf Elfenplätzen in der Nähe von Gewässern. So
wie die Wasserkräfte alles zum Fließen bringen, so bringt
er auch unsere Lebenskräfte wieder in Fluss. Diese heute
fast vergessene Heilpflanze war bis in das späte Mittelalter
hinein ein häufig genutztes Heilkraut. Er war Bestandteil
des »Neunerlei Kräutertrankes« gegen Krankheit und Verzauberung des Menschen. Für das Vieh wurden die gleichen neun Kräuter mit Gerstenmehl zu einer Pille geformt
und verfüttert. Um genügend Vorrat zu haben, band man
so viele Alantwurzeln in den Kräuterbuschen für den Stall,
wie Vieh dort stand.

Der Alant wurde während der dunklen Jahreshälfte immer wieder im ganzen Anwesen gegen »Verzauberung«
und »Dämonen« verräuchert. Zum Räuchern nahm man

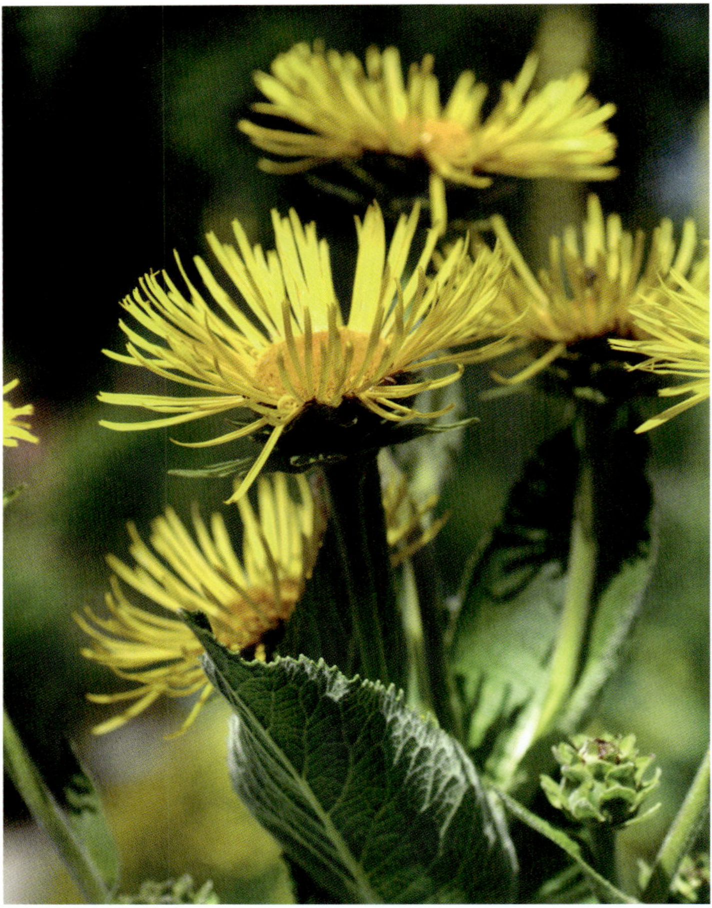

seine klein gehackte Wurzel. Getrocknet verströmt sie einen feinen, veilchenartigen Geruch, der auf den Alantkampfer zurückzuführen ist.

In der Pestzeit wurden die Blätter des Alant gegen Ansteckung geraucht. Er kann – ähnlich dem Wacholder – noch

in starker Verdünnung Keime und Viren (= Dämonen) ab-
töten. Er lässt sich auch heute noch zum reinigenden Räuchern von Krankenzimmern verwenden.

Wenn Sie in der Morgen- oder Abenddämmerung auf
einer Wiese am Waldrand eine Gestalt sehen sollten, die
einen Stein hoch in die Luft wirft und dann mit schnellem
Griff eine Pflanze samt Wurzel herausreißt, dann machen
Sie vielleicht gerade eine kleine Zeitreise. Denn unsere
Vorfahren hatten ein eigentümliches Ritual beim Ausgraben des »Olandskopp« (Alant): Er wurde mit einem
Stein aufgegraben, bis er gut gelockert war. Dazu musste
man ihn gründlich umgraben, da sein Wurzelstock sehr
groß ist. Daraufhin wurde derselbe Stein in die Luft ge-
worfen und die Pflanze mit der Wurzel herausgerissen,
noch bevor der Stein wieder die Erde berührte. Einer so
ausgegrabenen Wurzel wurden die größten Heilkräfte
nachgesagt.

Wirkung beim Räuchern
Antidepressiv wirkend, selbstwertstärkend und aufrich-
tend; bringt Sonne ins Herz, reinigt und ist keimtötend.

Ernte
Zum Räuchern benötigen wir die Wurzel, die ausgiebig ge-
säubert, dann klein geschnitten und getrocknet wird. Wurzeln werden im Allgemeinen im Spätherbst oder im frühen
Frühjahr geerntet, wenn die Pflanze all ihre Kräfte in die
Wurzeln abgegeben hat. Sollten Sie Alantpflanzen im Garten haben, ist der Herbst der ideale Zeitpunkt, wenn Sie
einen großen Wurzelstock teilen wollen. Dann können Sie
eine Hälfte davon verwenden und die andere Hälfte aufge-

teilt an verschiedenen Orten zum Weiterwachsen wieder einpflanzen.

Magischer Zeitpunkt:
Abend- oder Morgendämmerung, Mond im Steinbock/ Jungfrau/Stier.

Herkunft und Anbau

Der Weidenalant (*Inula salicina*) ist eine heimische Staude. Er ist etwas kleiner als die Kulturform und wächst an lichten Waldrändern, an feuchten Standorten in der Nähe von Gewässern. Leider findet man ihn relativ selten.

Zum Anbauen im Garten eignet sich der *Inula helenium*. Diese prachtvolle Solitärstaude ist die alte europäische Kulturform des Alant. Sie wird bis zu 2,50 m hoch. An den hohen Stielen hat sie honiggelbe Blütenkörbe. Die Blätter sind leicht haarig und groß (ähnlich dem Tabak). Der Alant liebt lehmigen oder humosen und leicht feuchten Boden. Bei Trockenheit wässern.

Alraune
Mandragora officinalis

Die sagenumwobene menschengestaltige Zauberwurz Alraune trägt den gleichen Namen wie die altgermanischen Seherinnen, die unter anderem auch Alrunen genannt wurden.

Im *Handwörterbuch des deutschen Aberglaubens* heißt es: ahd. »alruna – ein uralter Name für altgermanische mythische Wesen, die im Geheimen wirken. Alaruna könnte Eigenname für weiblichen Kobold sein.«

Im Mittelalter wurde die Alraune mit Gold aufgewogen, so begehrt war sie. Die Menschen glaubten, dass das Alraunenmännchen oder -weibchen, der Kobold der Pflanze, Glück, Reichtum und Unbesiegbarkeit bringe. Die Alraune wurde als Hauskobold gesehen, den man kleiden und nähren musste. Sippen- oder Hauskobolde und Geister sind ursprünglich altgermanische Vorstellungen, die auf die menschenförmige Wurzel der Alraune übertragen worden sind.

Die Alraune ist die einzige mir bekannte Pflanze, die in alten Schriften in Zusammenhang mit magisch verwendetem Menstruationsblut steht. Es heißt, dass eine außer sich geratene Alraune sich mit dem Monatsblut und -harn der Frau wieder beruhigen ließe. Für viele ursprüngliche Völker ist das Menstrualblut selbst magisch aufgeladen.

Viel Aberglaube ist um die Alraune entstanden. So soll sie unter Galgen wachsen, man durfte sie nicht selbst graben, sondern von einem schwarzen Hund aus der Erde

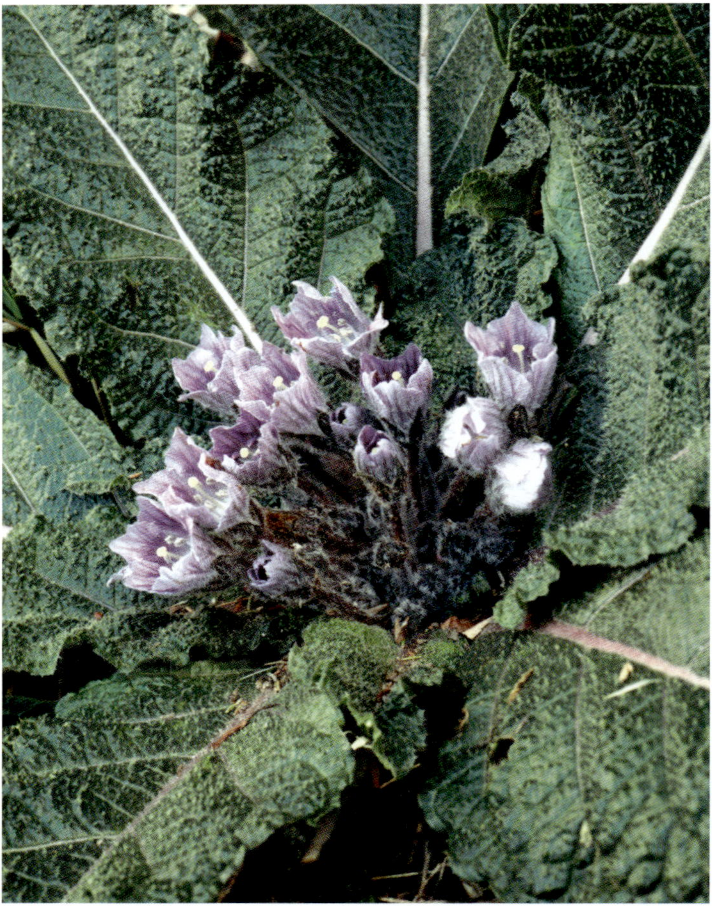

ziehen lassen, der dann starb, und so fort. – Sicher ist jedoch, dass die Alraune einen starken Pflanzengeist/Kobold
hat, wie uns auch die Wurzel in Form eines Menschleins
zeigt. Es ist ratsam, zum Ausgraben das Einverständnis
der Pflanze zu erbitten und anschließend etwas uns Wert-

volles zu opfern. Wie überliefert ist, soll die Alraune nach dem Ausgraben besonders achtsam behandelt werden. Hildegard von Bingen rät, sie einen Tag und eine Nacht im Quellwasser zu reinigen. Nach anderen Überlieferungen wird sie ehrenvoll in Wein gebadet.

Die Alraune kann Führerin in andere Welten sein, was auf ihre psychoaktiven Tropanalkaloide zurückzuführen ist. (*Vorsicht – giftig!* – nur dosiert verwenden und beim Räuchern Fenster öffnen!) Im Verhältnis zur gesamten Größe der Pflanze hat sie eine extrem lange Wurzel. So tief wie diese in das feuchte, dunkle Erdreich ragt (bis zu 2 m), so tief kann sie uns in Erd- und Unterwelten führen. Ihre rot-violette Blüte erzählt uns ihr Wissen von den Astralwelten und ihre Früchte, die »Liebesäpfel« genannt werden, weihen in sinnlich-erotische Erfahrungen ein. Pluto, Venus und Saturn wirken in ihr.

Der Geruch, der der Alraunen-Wurzel beim Räuchern entweicht, erinnert an modrige Erde. Deshalb ist es ratsam, sie mit gut riechenden und Erd- und Himmelskräfte verbindenden Harzen (z. B. Copal oder Weihrauch und Myrrhe) zu mischen.

Aber Vorsicht! Wir müssen mit den Geistern, die wir rufen, auch umgehen können – denn um es nochmals zu betonen: Die Alraune hat einen besonders starken Pflanzengeist!

Wirkung beim Räuchern

Getrocknete Wurzel: Zum Orakeln, für Astralreisen, Kontakt mit Ahnenkräften und Erdwelten und Erdwesen.

Die Früchte (sehr schwer erhältlich): für Liebesräucherungen.

Ernte

Zum Räuchern benötigen wir die klein geschnittene Wurzel. Es gibt einige wenige Kräutergärtnereien, über die man Alraunen beziehen kann (z. B. bei der *Blumenschule* in Schongau).

Herkunft und Anbau

Die Alraune ist eine mediterrane Pflanze, die bei uns nicht heimisch ist. Relativ häufig kommt sie in Griechenland und in der Türkei vor. Bei uns ist sie nur bedingt winterhart, kann aber gut als Kübelpflanze gezogen werden. Wenn sie im Topf gezogen wird, eignet sich am besten ein recht tiefer Topf (Rosentopf), da ihre Wurzel den meisten Platz beansprucht. Die Alraune zieht sich jedes Jahr einmal für längere Zeit in die Wurzel zurück. In dieser Zeit ist der Blumentopf dann scheinbar leer. Bitte in dieser Zeit trotzdem weiterhin gießen. Sie benötigt aber insgesamt mäßig Wasser.

Eine Alraunengeschichte oder Harry Potter lässt grüßen

In der *Blumenschule Schongau* werden, wie erwähnt, Alraunen zum Verkauf gezogen. Sie werden vermehrt, gepflanzt, umgetopft, gepflegt … eine Pflanzenart unter über tausend anderen Pflanzenarten.

In meinen Seminaren über so genannte »Hexenkräuter« werden die Teilnehmer in die Gärtnerei hinausgeschickt, um ihre Intuition zu stärken. Die Aufgabe ist, sich mit einem persönlichen Thema von einer Pflanze rufen zu lassen. Diese Übung wird zum Beginn des Kurses gemacht, damit jeder Einzelne, ohne Vorwissen über die einzelnen

Pflanzen und ohne den Verstand einzuschalten, die Pflanzen erfahren kann.

Nachdem die Teilnehmer »ihre« Pflanze gefunden haben, kommen alle wieder zusammen, um die Pflanzen zu besprechen und mit ihnen zu arbeiten (ggf. werden Tinkturen, Tees, Salben etc. hergestellt).

Eine Teilnehmerin kam mit einer Alraune im Topf zurück. Beim Erzählen über die Heilwirkung und die Mythologie der Alraune wollte ich den Teilnehmern die menschennähnliche Wurzel zeigen und zog dafür die Alraune aus ihrem Topf, so, wie ich es schon hundertfach beim Umtopfen der Pflanzen getan hatte. Doch dies geschah in einer anderen Situation, denn sie war ja eine gesuchte bzw. gerufene Alraune und deshalb »magisch« aufgeladen und deshalb mit der entsprechenden Teilnehmerin eng verbunden. Ich hätte es besser wissen müssen …

Denn als ich die Wurzel aus der Erde zog, bekamen ich und gleichzeitig auch die Frau, die die Alraune gebracht hatte, einen energetischen Schlag in den Magen, der so stark war, dass ich mich zusammenkrümmte und mir die Luft wegblieb. Sobald ich meine Überraschung überwunden hatte, steckte ich die Alraune schnell zurück in die Erde. Ungefragt werde ich jedenfalls keine magisch aufgeladene Alraune mehr aus der Erde ziehen …

Anderer Kurs – andere Geschichte

Zusammen mit Sabine Friesch wollte ich für einen anderen »Hexenkräuterkurs« gleich eine Alraune zu Anschauungszwecken vorbereiten. Also holte Sabine mit der inneren Frage, welche Alraune sich für den Kurs verschenken wolle, eine Pflanze aus dem Gewächshaus. Als wir die Alraune aus ihrem Topf holten, um sie für den Kurs zu trocknen, stellten wir fest, dass es nicht *ein* Alraunenmännchen war, sondern viele. Zahlreiche kleine Wurzelmännchen waren sternförmig zusammengewachsen, ähnlich siamesischen Zwillingen. Beim Kurs stellten wir fest, dass es genauso viele Teilnehmer wie Wurzelmännchen waren. So konnte von einer einzigen Alraune jede Teilnehmerin ein Wurzelpüppchen als Talisman mit nach Hause nehmen.

Mit diesen Beispielen aus meiner eigenen Erfahrung wird deutlich, warum ich die Alraune für eine starke Pflanzenpersönlichkeit halte.

Baldrian
Valeriana officinalis

*»Das Herz, den Sinn, die Nervenbahn
beruhigt uns der Baldrian.«*

An feuchten Waldrändern, am Rand von Gewässern und
an Plätzen, an denen sich Elfen und Nixen tummeln, steht
aufrecht und anmutig der Baldrian. Vom Volksmund wird
er auch Mondwurz oder Elfenwurz genannt – und diesen

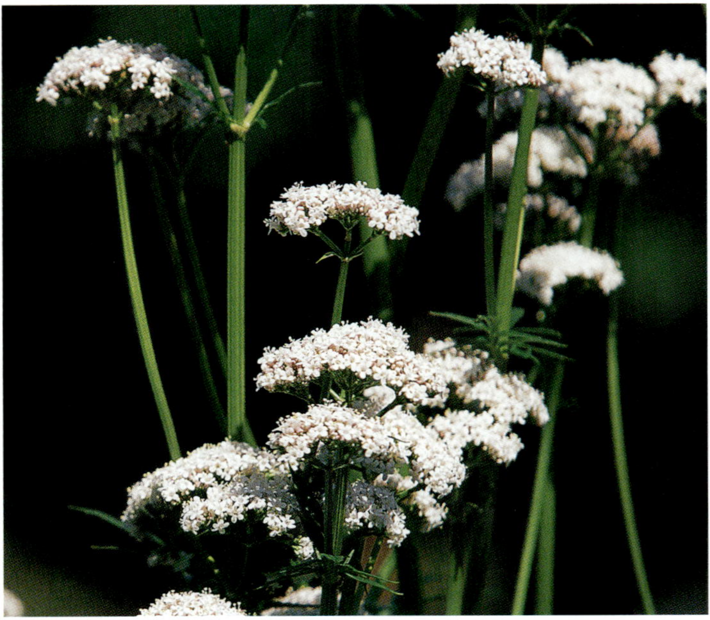

Namen trägt er zu Recht. Aus meiner Erfahrung hilft er uns dabei, diese Naturwesen stärker wahrzunehmen. Die Plätze, an denen er wächst, sind voll von ihnen. Mit Hilfe seiner in einer Vollmondnacht gesammelten Blüten (eingenommen als Tee oder verräuchert) hilft er uns dabei, diese Naturwesen im Traum oder im Wachbewusstsein (je nach Menschentyp) zu sehen.

Auch in alten Schriften ist der Zusammenhang von Baldrian und Naturwesenheiten genannt, wobei Letztere allerdings meist verteufelt werden und Baldrian eingesetzt wird, um sich vor den unheilsamen unter ihnen zu schützen. Überliefert ist auch, dass der Baldrian, als »Unruh« an die Stubendecke gehängt, die Anwesenheit von Hexen anzeige: Der an die Decke gehängte Baldrian bewege sich in der Raumluft, sobald aber ein böses Wesen den Raum beträte, hielte er still. Auch glaubten die Menschen früher, dass er schlechten Zauber aus der Milch filtere, wenn diese nicht buttern wollte. Zu diesem Zweck gossen sie die verhexte Milch durch einen Kranz aus Baldrian.

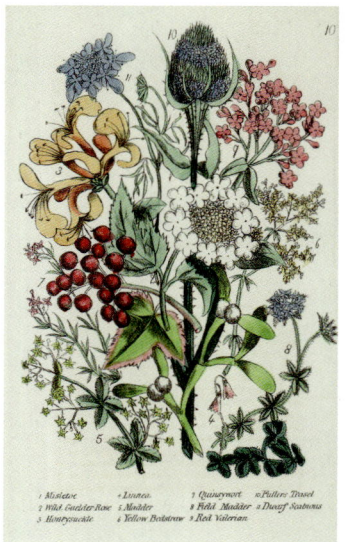

Eine Deutung für diesen damaligen Umgang mit Baldrian kann vielleicht sein, dass er dem Fließenden und dadurch Veränderlichen zugeordnet ist. Böses oder Lebensfeindliches lässt die Lebensenergie stocken, und dieses zeigt er an. – Andererseits kann er bei psychischen Blockaden auch entspannend wirken, sofern er bewusst und dosiert verwendet wird.

Im Baldrian wirken Mond- und Merkurkräfte. Die gefiederten Blätter und sein gerillter Stiel (Merkur) weisen ihn als ausgezeichnetes Nervenheilmittel aus, heißt es in der Signaturlehre. In der Dämmerung leuchtet seine weißrosige Blüte wie der volle Mond. Wie er da im Waldschatten an dunklen Tümpeln sein sanftes Licht streut, so durchhellt er auch unsere menschlichen Seelentiefen, denn mit Seelenwassern ist er bestens vertraut.

Er bringt unser tiefes Wissen ans Licht, damit wir es sanft und unaufdringlich aussenden können. Wird dieses nicht geachtet oder achten wir selbst es nicht, so wird mit seiner Hilfe diese Stimme der Intuition in uns so laut und aufdringlich wie der penetrante Geruch seiner Wurzel. »Katzenkraut« ist ein anderer Name des Baldrians, denn die Katzen lieben ihn. Sind die Katzen nicht auch Nachtschwärmer, die in der Dunkelheit sehen können? Katzen und Hexen gehören nach alten Vorstellungen zusammen. Beiden werden Magie und freie Sexualität zugeordnet. Auch der Baldrian trägt diese beiden Aspekte in sich. Er ist magisch wirksam und in hoher Verdünnung fördert sein Geruch die Lust und Erotik. Früher wurde er zu Bindezauber verwendet oder als Liebesamulett getragen. »Wenn Mann und Weib Baldrian in Wein trinken, so machet das gut Freundschaft.«

Vetiver, ein aus der Aromatherapie und Parfümherstellung bekanntes Aphrodisiakum, ist ein ostasiatisches Baldriangewächs.

Wirkung beim Räuchern

Blüte: Fördert die Intuition, das Traumerleben und -verständnis.

Stärkt das innere Auge, hilft Kontakt zu Elementarwesen zu finden.

Wurzel: Fördert die Lust (vorsichtig dosieren, sonst stinkt's!)

Ernte

Die Blüten können wir an Gewässerrändern wild sammeln – immer genügend Blüten zur Vermehrung stehen lassen!

Die Wurzel gräbt man im Herbst oder Frühjahr bei abnehmendem Mond in Steinbock/Jungfrau/Stier.

Magischer Zeitpunkt:
Wurzel – Neumondnacht, Blüte – Vollmondnacht.

Herkunft und Anbau

Der Baldrian wird 1 bis 2 m hoch und hat eine weißlich-rosa Blüte. Er ist eine häufig vorkommende heimische Staude.

Er liebt nicht zu sauren, feuchten Boden. Im Garten können wir ihn an den Teichrand oder an feuchte Plätze setzen. Er verträgt Vollsonne bis Halbschatten.

Natürlich zieht er die Katzen der Nachbarschaft an, die sich gerne an ihm reiben und in seiner Nähe aufhalten.

Beifuß
Artemisia vulgaris

»Erinnere du dich, Beifuß, was du verkündest,
was du anordnest in feierlicher Kundgebung.
Una heißt du, das Älteste der Kräuter;
du hast Macht gegen drei und gegen dreißig,
du hast Macht gegen Gift und gegen Ansteckung,
du hast Macht gegen das Übel,
das über das Land dahinfährt.«

🌿 AUSZUG AUS ANGELSÄCHSISCHEM NEUNKRÄUTERSEGEN

Eines unserer größten Räucherkräuter ist die alte Schutz-, Heil- und Zauberpflanze – der Beifuß. Er gedeiht auf kargen, trockenen Böden genauso wie auf fetten Lehmböden. Seine Kraft wird oft unterschätzt, wächst er doch sehr häufig an »unsauberen« Orten wie Schutthalden, Bahndämmen und Straßenrändern. Er kann sehr gut mit den Strahlen und Energien umgehen, denen er an diesen Plätzen ausgesetzt ist. Daher eignet sich der Beifuß besonders gut bei Elektrosmog (z. B. in Computerräumen), um Spannungen abzubauen und uns Erleichterung zu verschaffen.

Diese Wirkung wurde in vergangenen Zeiten dazu verwendet, aufziehende Gewitter (= atmosphärische Ladung) mit seinem Rauch zu schwächen oder gar zu neutralisieren (siehe »Wettersegen«, Seite 39 ff.).

Einer seiner vielen Namen ist Mugwurz, von germanisch *mug* = wärmen/kräftigen. Seine Wärme dringt bis tief

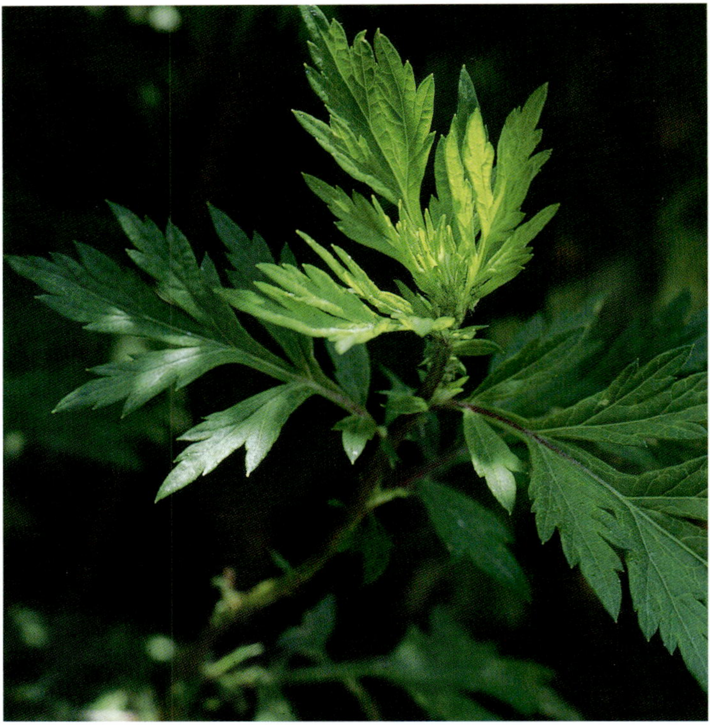

in das Zellgewebe vor, wo sie gleichzeitig kräftigt und entspannt. Die Chinesen nutzen dies und fertigen aus dem
chinesischen Beifuß Moxastäbe. Dabei handelt es sich um
gepressten Beifuß, der in eine Art Zigarrenform gebracht
wird. Mit den entzündeten Stäbchen werden Akupunktur-
punkte aktiviert. Ein chinesisches Sprichwort besagt: »Die
Blätter des Beifuß können wie Fahnen hundertfach Segen
herbeirufen.«

Andere Namen des Beifuß sind Frauenwurz und Macht-
wurz. Als Frauenheilmittel entspannt er den Unterleib und

fördert das Frauenblut und das Frauenwissen. In ihm arbeiten Mond- und Venuskräfte, die die Intuition und das weibliche Lustgefühl stärken. Bei Ritualen flechten Frauen aus ihm Sonnwendgürtel, mit denen sie an diesem Tag das Feuer überspringen. Die Fruchtbarkeit bringende und auf allen Ebenen stärkende Kraft wird beim Sprung durch das Feuer auf die Frau übertragen. Anschließend wird der Gürtel verbrannt. (Der Gürtel »Megingjardr« des Germanengottes Thor soll aus Beifuß bestanden haben – auf diese Weise konnte er sich der weiblichen Kraft bedienen.)

Der Beifuß öffnet unsere spirituellen Kräfte und bringt klare Sicht – auch in die Zukunft. So wurden Spiegel und Kristallkugeln mit ihm gereinigt, um deutliche Zukunftsvisionen zu bekommen. Der »Prärie-Sage« (Artemisia ludoviciana), den nordamerikanische Indianer zum Räuchern bei Zeremonien verwenden, ist eine amerikanische Beifußart. Er klärt und öffnet den Geist für Gebete und Anrufungen.

Beim Räuchern glimmt das zusammengedrückte, trockene Beifußbällchen auch ohne Räucherkohle. Man muss nur genügend Luft zufächeln.

Wirkung beim Räuchern

Beifuß ist eine Schutz-, Segens- und Reinigungsräucherung.

Unterstützt Veränderungen im Leben, stärkt das Weibliche, die Intuition und das Wissen und fördert das Traumbewusstsein.

Hilft beim Prozess des Trauerns und beim Loslassen, erwärmt die von seelischem Schmerz erkaltete Brust.

Beifuß ist ideal für Räucherungen bei Übergangsritualen aller Art.

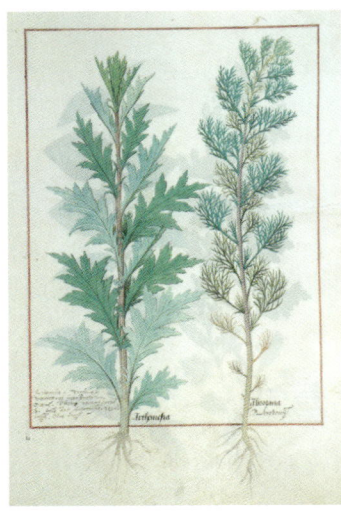

Ernte

Zum Räuchern verwendet man Blatt und Blütenrispe kurz vor der Blüte.

Herkunft und Anbau

Er wächst in der Natur sehr häufig, sodass wir ihn jederzeit von dort holen können. Trotzdem ist es schön, ihn oder eventuell auch einen seiner asiatischen oder amerikanischen Verwandten im Garten zu haben. Man kann sie über Kräutergärtnereien beziehen. Artemesiaarten sind schöne, bis zu 1,6 m hohe Stauden, die Sonne bevorzugen und zu den unkomplizierten Gartenbewohnern zählen. In dieser Familie gibt es viele silbergraublättrige Arten, was eine schöne Farbbereicherung für den Garten ist.

Bilsenkraut
Hyoscyamus niger

»Ich sage euch, ein ganz besonderes Fest sind die Reichtümer Beltaines, Bier, Kraut (Bilsenkraut), süße Milch und Dickmilch auf dem Feuer.«

HIBERNICA MINORA

Wenn ich für mich persönlich größere Mengen Bilsenkraut an einem sonnigen Sommertag ernte, ist dies für mich immer etwas Besonderes. Ich überlege mir gut, wann ich es schneide und verarbeite, ob ich anschließend Auto fahren muss oder Ähnliches, denn durch die Wärme werden besonders stark ätherische Öle freigesetzt.

Mir wird zum Beispiel jedes Mal leicht schwummrig bei der Ernte und meine Wahrnehmung verändert sich. Immer wieder sehe ich auf, weil ich am Rande meines Gesichtsfeldes Gestalten erahne, die dann bei genauem Hinschauen aber gar nicht vorhanden sind. Meine Arme bis zu den Ellbogen sind von den harzigen Stielen und Blättern klebrig. Die Hände fühlen sich geschwollen an, sind taub und kribbeln zugleich. So erkenne ich bereits bei der Ernte die vom Bilsenkraut hervorgerufenen körperlichen Symptome und seine bewusstseinsverändernde Wirkung.

Das Bilsenkraut war unseren Vorfahren heilig. Es wurde unter anderem liebevoll »Belisa« genannt und begleitete die Europäer als Lehrerpflanze (= psychoaktive Pflanze) schon seit Jahrtausenden. Die Germanen und Kelten nützten ihre bewusstseinsöffnende Wirkung, sie brauten ihren Met mit ihr, das damalige Bier. Die freien und geachteten Männer tranken diesen Bilsenmet zum Thing, der Versammlung, bei der Gericht gesprochen und Entscheidungen gefällt wurden. Diese Männer waren in ihrer Jugend initiiert worden, hatten dabei ihre Schattenseiten und unbewusste Be-

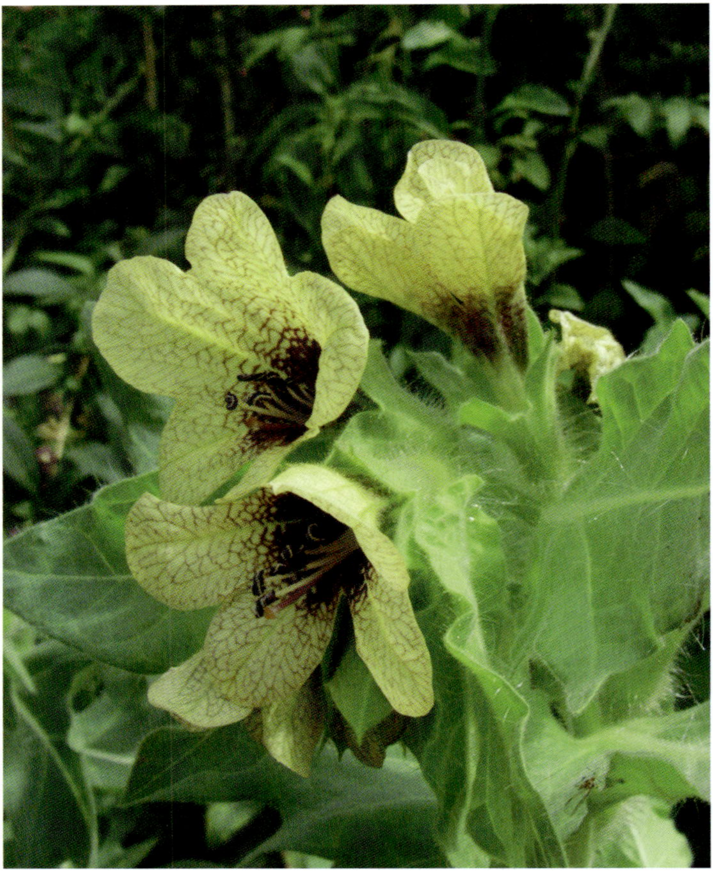

weggründe kennen gelernt. Dadurch waren sie in der Lage, sich innerlich leer zu machen, damit durch sie der Wille des Sonnengottes Bel, Beal oder Belenos sprechen konnte. Ihm, dem Sonnengott, war das Bilsenkraut geweiht – seine Weisheit wurde damit sichtbar gemacht.

Im antiken Griechenland war es ebenfalls dem Sonnengott geweiht. Im Heiligtum des Apollo in Delphi weissagten hellsichtige Priesterinnen. Sie trugen auf dem Haupt einen gewundenen Lorbeerkranz und waren vom Rauch des Bilsenkrauts eingehüllt. Auch hier half das Bilsenkraut, den Willen des Gottes in der Zukunft zu erkennen. Auf den Toren des Heiligtums stand der Satz »Erkenne dich selbst!«.

Im Mittelalter begegnet uns das Bilsenkraut erneut. Auch hier tritt die bewusstseinsverändernde Wirkung in den Vordergrund. Es wurde als ein wichtiger Bestandteil der Räucherungen und der Flug- und Wandlungssalben der so genannten »Hexen« verwendet. Diese kräuterwissenden Frauen und Männer huldigten noch versteckt den alten heidnischen Göttern. Sie arbeiteten schamanistisch und das Bilsenkraut war ihnen ein wichtiger Begleiter. Es half ihnen auf ihren Reisen in andere Seinsebenen, zum Beispiel zu Tierverwandlungen. Aufgetragen auf die Haut und den Rauch eingeatmet – schon steigen Bilder vor dem inneren Auge auf. Es kann das Gefühl entstehen, dass einem ein Fell oder ein Federkleid wächst, ähnlich den Haaren an Stiel und Blättern des Bilsenkrauts.

Diese schamanistische Verwendung des Bilsenkrauts muss unter kundiger Führung gelernt und geübt sein, damit man sich in den bizarren Seelenlandschaften zurechtfindet und heilerisch tätig sein kann.

Es wurde auch zu Jagdzauber genützt, was ja eine verbreitete kultische Tätigkeit alter Völker war. In das Fett und Blut der zu erjagenden Tierart wurde Bilsenkrautsamen gemischt und am Wildwechsel vergraben. Dies wirkte wie ein Bindezauber, der die Tiere magisch anzog.

Die blassgelben, dunkellila geäderten Blüten des schwarzen Bilsenkrauts verraten seine Planetenzugehörigkeit. In ihm wirken neptunische Kräfte (blasses, grünliches Gelb), die uns betäuben und in andere Wirklichkeiten führen. Die dunkellila Äderung zeigt die plutonische Verbindung und die Zugehörigkeit zur Astralwelt.

Noch andere Aspekte trägt das Bilsenkraut in sich: Riecht man an einer Bilsenkrautpflanze, so reagieren die Menschen sehr unterschiedlich. Für die einen ist der Geruch abstoßend, für andere anrüchig oder gut. Der Geruch der frischen Blätter erinnert mich an den Geruch von Mensisblut. Dies erklärt vielleicht die unterschiedlichen Reaktionen.

Das Bilsenkraut ist ein Aphrodisiakum, das vorsichtig dosiert sein will. Es steigert die Lust und die Erotik. Bei einem Zuviel entsteht ein Bilsenkrautrausch, der so weit gehen kann, dass man sich die Kleider vom Leib reißt, um sich zu zeigen und hinzugeben. Es wird jedoch dringend davon abgeraten, es darauf anzulegen, denn eine Überdosis ist lebensgefährlich! Homöopathisch wird es genau bei diesen Symptomen verabreicht, zum Beispiel als Mittel gegen Exhibitionismus.

Noch etwas anderes vermag diese Pflanze zu beeinflussen: Nach einer langen Trockenperiode griffen die Regenmacher von einst zum Bilsenkraut. Ein reines, junges Mädchen zog sich nackt aus und ging umringt von ihren Freundinnen, eine Bilsenkrautpflanze am rechten Fuß nach sich ziehend, zum Fluss oder zur Quelle. Dort besprühten die Freundinnen das Regenmädchen mit Wasser und sangen dazu magische Lieder, um von der Regentrude erhört zu werden. Interessant ist, dass auf der ganzen Welt die Naturvölker Bilsenkrautarten zum Regenmachen verwenden. Es ist wohl eine Eigenschaft des Bilsenkrauts, den Kon-

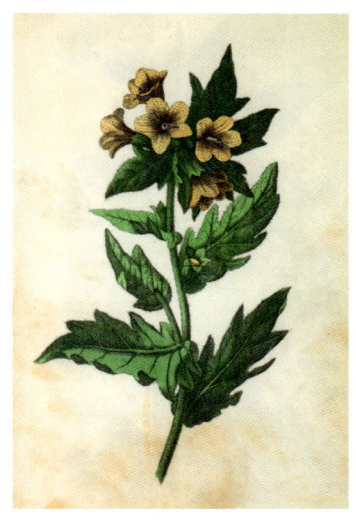

takt zu den Regengöttern zu erleichtern.

Wirkung beim Räuchern

Eignet sich gut zum Orakeln und Wahrsagen. Hilft beim Erleben von Astralreisen. Erleichtert den Kontakt mit Naturwesen und unterstützt das Erkennen und Läutern der eigenen Tiernatur. Dient als Aphrodisiakum – zur Steigerung der Lust.

Warnung!

Das Bilsenkraut ist eine Giftpflanze! Nicht einnehmen!

Schwangere sollten die Anwendung von Bilsenkraut unterlassen!

Beim Räuchern nur dosiert verwenden und das Fenster öffnen.

Von Kindern fernhalten!

Ernte

Zum Räuchern verwendet man das ganze Kraut mit Blüte, Samenkapsel und Samen.

Herkunft und Anbau

Die attraktive, einjährige Pflanze kann gut aus den Samen gezogen werden. Die jungen Pflanzen vor Schneckenfraß schützen! Aus der vermutlich ursprünglichen persischen und indischen Heimat hat sie sich schon sehr früh nach Europa ausgebreitet. Heute wild vorkommend – an Burgruinen und geschützten, warmen Plätzen. Wächst bevorzugt an feuchten, halbschattigen, mauernahen Orten.

Eibe
Taxus baccxata

»Vor Eiben kann kein Zauber bleiben.«

Vor dem größten Wandler, dem Tod, kann selbst der beste Zauber nicht bestehen. Auch vor der Eibe, die als Totenbaum gilt und häufig auf Friedhöfen gepflanzt wird, kann sich solch menschliches Tun nicht halten. In der Antike glaubte man, dass Eiben den Weg in das Totenreich säumen.

Fürchten brauchen wir uns nicht vor ihr, denn sie ist von freundlicher, warmer Natur. Sie ist zwar giftig – ihr Gift wurde früher als Pfeilgift verwendet und ihr Holz zu Speeren und Armbrüsten genutzt –, aber es war der Mensch, der den Tod durch sie brachte. Nur wer nicht rechtzeitig das Loslassen gelernt hat, um gewandelt zu werden, den kann sie schrecken. Interessanterweise können domestizierte Haustiere wie Pferd und Kuh am Verzehr der Eibe sterben, weil sie nicht mehr das richtige Maß kennen. Wildtiere wie Reh und Hirsch fressen die immergrünen Eibenzweige als Wurmkur. Kann das Wilde, Instinkthafte anstehende Wandlungsprozesse besser akzeptieren und dadurch wissender damit umgehen?

Wie ist es mit unseren eigenen wilden Kräften, der »wilden Frau«, dem »wilden Mann«? Haben sie Platz zum Leben? Bei solchen Fragen können die Eibe und Eibenräucherungen hilfreich angewandt werden. Denn der Geist der Eibe führt uns zu solchen Fragen.

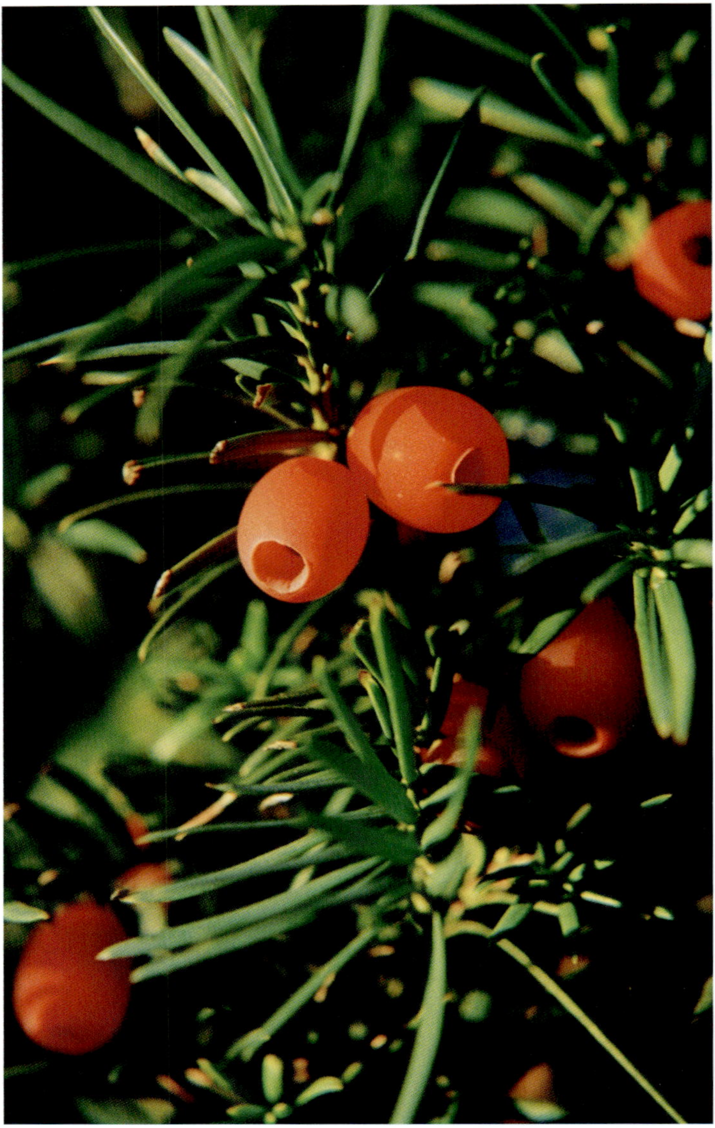

Wie so oft bei Bäumen, die durch die Unterwelt führen, ist auch ihr Baumgeist weiblich und schützend. Schatten, Kälte und Dunkelheit können ihr nichts anhaben – sie trägt trotzdem ihr immergrünes Kleid. Tiefes Erdwissen durchströmt sie. Das Geheimnis um Leben und Tod, um Transformation und Wiedergeburt. Nicht umsonst feierten die Kelten Initiationen in Eibenwäldern.

Die gedrungene, dunkle und immergrüne Eibe wächst im Schatten höherer Bäume, auf feuchten, kalkhaltigen Böden. In ihr wirken Saturn und Pluto. Sie ist zweihäusig, was unter Bäumen selten ist. So gibt es männliche und weibliche Eiben. Bereits die Ausdünstungen, die eine Eibe an einem sonnigen Sommertag verströmt, können uns in Traumwelten führen. An einem warmen Sommerabend nach einem Spaziergang im Eibenwald an eine Eibe gelehnt – und die Welt verändert sich. Durch ihre knorrigen Verästelungen und Rindenwülste sehen uns Wichte und Kobolde an, so könnte man glauben.

Oft sind die alten Eiben innen hohl. Der Baum schließt Verletzungen, indem er dicke Wülste bildet. Diese Spalten und Öffnungen, mit rötlichen Wülsten umgeben, erinnern an Vulven. Den Kopf in solch eine Öffnung zu stecken und zu lauschen kann tief berühren. Die pulsierende Stille der Eibe, gemischt mit den eigenen Atemgeräuschen – da bekommt die Zeit eine andere Dimension, das Lauschen wird zur Schau.

Eiben können sehr alt werden – bis zu 2000 Jahre. Dadurch leben sie in einer anderen Zeitdimension und können uns viel über Vergangenes erzählen. Mir wurde beim Versenken im Paterzeller Eibenwald (einziger noch bestehender Eibenmischwald in Deutschland) in Bayern, Nähe

Weilheim, klar, warum unsere Vorfahren sich Eibenkreuze zum Schutz in die Kleidung einnähten. Das gleichschenklige Kreuz, altes Symbol der Erde, aus Eibenzweigen gemacht, die Erde (Materie) geht Hand in Hand mit dem großen Wandler (Tod), um immer wieder Neues entstehen zu lassen. Vor diesem großen Mysterium schweigen die alltäglichen Nichtigkeiten, und die Essenz des Lebens tritt klar hervor. Oder wie Castaneda in seinen Büchern schreibt: »Der Tod wird zum Lehrmeister des Lebens.«

Wirkung beim Räuchern
Weiht in Wandlungsprozesse ein, unterstützt das Loslassen und Sterben alter Dinge.

Räuchern unterstützt Zeitreisen, Ahnenkontakt und Transformation. Begleitet nächtliche Visionen und stärkt inneres Wissen um die Leere aller Dinge.

Warnung!
Eiben sind giftig! Beim Räuchern vorsichtig dosieren, Fenster öffnen! Von Kindern fernhalten!

Ernte
Zum Räuchern verwenden wir die Triebspitzen. Es wird im Spätherbst geerntet, wenn die Säfte des Baumes sich reduziert haben.

Magischer Zeitpunkt:
Novemberneumond

Herkunft und Anbau

Die Eibe war bei den Kelten und Germanen in ganz Nordeuropa weit verbreitet. Ihre Ausrottung begann mit den Römern und ging bis ins Mittelalter wegen ihrer Harze und des zähen Holzes. Speere, Armbrüste und Wagenräder wurden aus Eibenholz gemacht.

Sie wird nicht sehr hoch und wächst im Schatten unter den höheren Fichten, Tannen, Eichen und Buchen. Sie liebt feuchten, halbschattigen, fetten, auch kalkhaltigen Boden. Im Garten eignet sie sich für Schattenbereiche. Traditionell wird sie auf Friedhöfe gepflanzt.

Eisenkraut
Verbena officinalis

Im Eisenkraut wirken sehr unterschiedliche Kräfte: Versöhnung herbeiführende Wirkung zum einen – Selbstdisziplin und Eisen härtende Eigenschaften zum anderen. Venus und Mars, weiblich und männlich, die beiden großen Gegensätze, werden durch Merkur, den Götterboten, im Eisenkraut vereint. So erklärt es sich, dass das Eisenkraut homöopathisch bei negativen Marszuständen wie Erschöpfung, Gallensteinen und Blutarmut genauso wirkt wie bei negativen Venusleiden, zum Beispiel Nierensteine und Wassersucht. Zusätzlich fördert es den Blut- und Milchfluss.

Vervain (Eisenkraut) als Bachblüte verwendet, bringt uns ins rechte Maß. Fanatismus wird zu Idealismus gewandelt, rasende Begeisterung wird durch Selbstdisziplin geläutert. »Damit es möglich wird, seine großen Energien gezielt und liebevoll für eine lohnende Aufgabe einzusetzen.« (Edward Bach)

Das Eisenkraut, auf den ersten Blick unscheinbar, wächst an Wegrändern und Schutthalden. Erst auf den zweiten Blick gewahren wir seine lichte, grazile Schönheit. Zartrosa Blüten schweben wie kleine Lichter auf aufrechten Stielen, die Lanzen ähneln. Sofort erkennen wir in dieser zarten und doch aufrechten Pflanze die ihr innewohnenden Aufrichtungskräfte. Will man ein Zweiglein brechen, merkt man schnell, wie zäh es ist (»zäh wie Eisen«). Diese Zähigkeit war vielleicht der Grund, warum früher die Schmiede dieses Kraut rituell zum Härten von Eisen verwendet ha-

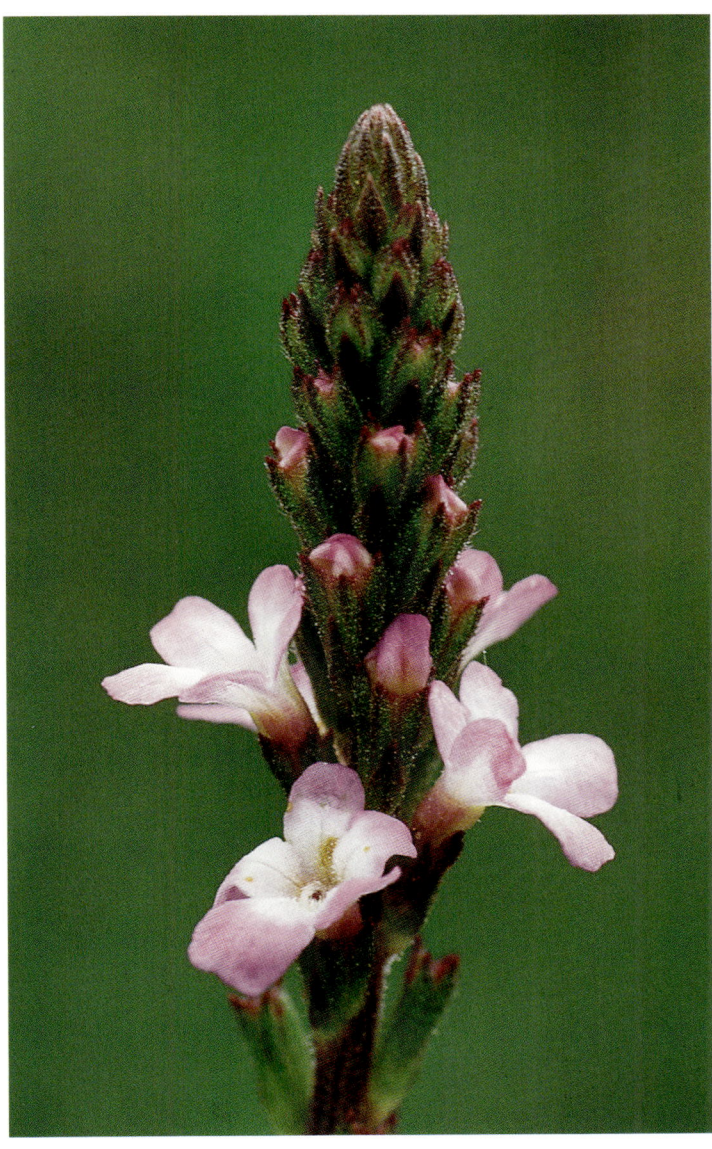

ben. In allen alten und ursprünglichen Gesellschaften werden Schmiede als Zauberer verehrt und zugleich gefürchtet. Entrissen sie doch dank ihrer Willens- und Muskelkraft der Erde das Metall und machten es mit Hilfe von Feuer, Donner, Blitz und Wind (Blasebalg) gefügig. So wurde das Eisen durch die Hand des Schmiedes zum Werkzeug, das Leben oder Tod brachte.

Es wird dem Eisenkraut nachgesagt, dass es gerne an Stellen wächst, wo menschliches Blut geflossen ist, wie zum Beispiel an alten Kriegsschauplätzen. Eisen und Eisenkraut haben eine tiefe magische Verbindung. Es durfte nicht mit Eisen in Berührung kommen, aber beim Graben wurde mit einem eisernen Gegenstand ein Kreis um das Eisenkraut gezogen. Nach anderen Überlieferungen wurde es mit Gold gegraben und mit der linken Hand gezogen. Nach dem Ausgraben wurde es von den Druiden der Sonne entgegengehalten. Es durfte, ähnlich der Mistel (siehe Seite 133 ff.), den Erdboden nicht mehr berühren, sonst entlud sich die spezielle Heilkraft und magische Aufladung des Krautes in die Erde. Ähnlich der Entladung einer elektrischen Spannung durch die Erdung.

Der ideale Zeitpunkt des Ausgraberituals war eine Neumondnacht zum Aufgang des Hundssterns (Sirius). Zur Versöhnung der Erdwesen wurden vor dem Graben Honig und Wachs geopfert. Durch den Austausch dieser damals sehr wertvollen Dinge kann man erkennen, wie hoch das Eisenkraut geschätzt wurde.

Eisenkraut schließt die durch Eisen verursachten Wunden. Mischt man es mit Honig, so heilen selbst alte, schwärende Wunden aus. Es zieht zusammen, was zerrissen war. Dieser innewohnende Venusaspekt wurde zum Sinnbild der Versöhnung. Demzufolge schätzten es die Druiden genauso wie die ägyptischen Isispriesterinnen, die es »Tränen der Isis« nannten.

Diese versöhnungsbringende Kraft nutzten auch die Römer. Ihre Unterhändler, die Friedensverträge mit anderen Völkern aushandelten, trugen immer Eisenkraut bei sich. Sie legten es auf die Verträge, damit göttliche Gerechtigkeit darin wirken konnte.

Wirkung beim Räuchern

Es fördert diplomatische Fähigkeiten, unterstützt das Wirken göttlicher Gerechtigkeit. In Räumen, wo viel gestritten wird (z.B. Gericht, Kanzleien) oder wo Geschäfte abgewickelt werden, ist es ratsam, Eisenkraut zu räuchern.

Es macht die Aura sympathisch. Auch können wir uns gut vor Prüfungen damit räuchern. Es unterstützt Schutz- und Abwehrkräfte, richtet uns innerlich auf. Zusätzlich hilft es auch, unsere Traumerinnerung zu verbessern.

Ernte

Man nimmt das ganze Kraut während der Blüte. Da es keinen starken Eigengeruch hat, kann man es mit Harzen wie zum Beispiel Fichte, Copal, Weihrauch etc. mischen – je nach persönlichem Thema.

Herkunft und Anbau

Eisenkraut ist eine heimische Staude. Sie liebt Sonne und mageren Boden, wächst aber auch in Gartenerde. Unscheinbare, aber schöne Pflanze. Höhe zirka 60 cm. Unkompliziert zum Anbauen.

Engelwurz
Angelica sp.

> »Umb seiner fürträffentlichen Krafft und Tugendt willen,
> als wenn der Heilige Geist selber oder die lieben Engel
> dem menschlichen Geschlechte dieses Gewächs
> und heylsame Wurtzel geoffenbaret hätten.«
> FUCHS KREUTERBUCH 1543

Wie ihr Name Angelica schon sagt, wirkt in der Engelwurz die Energie der höchsten Engel. Diese geflügelten Licht- und Luftwesen verbinden sich in ihr mit der Wurzel, die tief in die Mutter Erde ragt. Unten und oben in harmonischer Verbindung – diese Balance drücken die Engel in Pflanzengestalt aus. Kein Wunder also, dass die Engelwurz durchlichtet ist und uns sensibel macht für das Licht.

Wir erkennen mit ihrer Hilfe das Licht in unserem Leben und sie umhüllt uns mit einem schützenden Lichtmantel, an dem nichts Dunkles zehren kann. Wie sie uns hilft, das innere Licht zu erkennen, so macht sie uns auch lichtdurchlässig für die Sonne. Das kann so weit gehen, dass wir uns vor der Sonne schützen müssen, wenn wir sie im Sommer einnehmen. Sie macht unsere Haut lichtempfindlich.

In ihr wirken Sonnenkräfte, Merkur und die Großzügigkeit von Jupiter. Und der Arzt Nikolas Culpepper aus dem frühen 17. Jahrhundert sagte dazu: »Sie ist eine Pflanze der Sonne, die im Löwen steht. Wir sollten sie sammeln, wenn sie in diesem Zeichen steht und der Mond zu ihr in einem

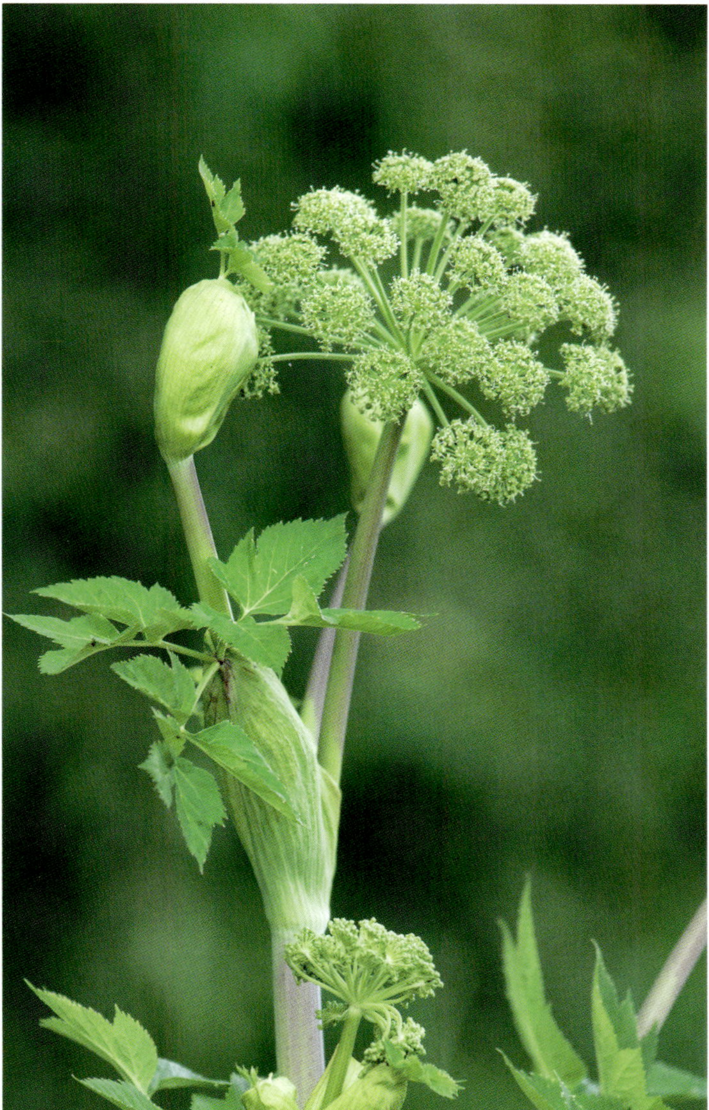

guten Aspekt steht. Wir sollten sie entweder in der Stunde der Sonne sammeln oder in der Stunde des Jupiters.«

Ein Zeichen der Sonnensignatur sind ihr aromatisch-würziger Geruch und ihr Geschmack. Sie schenkt uns immer wieder neue Kraft, unser alltägliches Leben mit Freude anzugehen. Im Frühmittelalter war sie die Pflanze der Inspiration und Begeisterung.

Wie viel Kraft die phallusähnliche Engelwurz birgt, sehen wir, wenn wir ihren Spross im Frühjahr beobachten. Ihre Kraft und ihre Größe (sie kann bis zu 2,5 m hoch werden) und das leicht Bittere in ihr lassen die Jupiterkräfte erkennen. Sie zeichnet sie auch als Magen-Darm-Mittel aus. Nerven, Leber, Herz und Kreislauf, alles wird von ihr gestärkt und angeregt. Die Engelwurz ist wirklich ein Lebenselexier, wie es in mittelalterlichen Schriften heißt. Sie war ein wichtiger Bestandteil des Theriaks, der ein großes Allheilmittel damaliger Zeit war. Ihre abwehrstärkenden Kräfte wurden von den Pestärzten eingesetzt. Das Kauen der Wurzel sollte vor der ansteckenden Krankheit schützen. Sie galt als Mittel gegen »Gift, Pestilenz und böse Luft«. (*Tabernaaemontanus* 1588)

Bekannt ist auch der »Essig der vier Räuber«, den die Räuber gegen Ansteckung zu sich nahmen, wenn sie die Häuser ausraubten, in denen die Pest gewütet hatte. Sind die Nerven stark, stecken wir uns nicht so leicht an. Dass die Engelwurz ein Nerventonikum ist, erkennen wir an den Merkurkräften, die sich in den zwei- bis dreifach gefiederten Blättern und dem hohen Schlangenwuchs zeigen. Die Engelwurz fördert die Verbindungen des symatischen und des vegetativen Nervensystems und gleicht dadurch unsere Nerven aus.

Bei schizophrenen Patienten, bei denen die eigenen negativen Gedankenformen sich zu einer Art eigenständigen Wesenheit verdichten, kann die Engelwurz gute Dienste erweisen. Sie hilft, unbewusste Aspekte zu integrieren und lässt das Hohe Selbst, die *persona*, vermehrt durchdringen. Sie wirkt ausgleichend und aktivierend auf die Chakren. Menschen mit Desorientiertheit, Vertrauensverlust und mangelndem Verantwortungsgefühl bekommen von ihr heilende Impulse. Denn der Engel in Pflanzengestalt unterstützt Selbstfindung und das Erkennen der eigenen Berufung.

Desorientierte oder verhaftete gestorbene Seelen kann er abholen und zum Licht führen. Generell stärkt die Engelwurz die Kommunikation mit den Engelskräften. Sie ist eine der größten Schutzpflanzen der nördlichen Halbkugel. Heiler bis nach Sibirien nutzen ihre Kräfte.

Nach meiner Erfahrung hat sie eine Verbindung zu Schlangen. In alten Texten steht, dass sie die Giftschlangen vertreibe. Ich meine jedoch, dass die Schlangen – auch Giftschlangen – ihr als Weisheitsträger nahe sind. Winden sich nicht auch zwei Schlangen – eine giftige und eine ungiftige – den Äskulapstab hinauf, das Symbol der Ärzte?

Wirkung beim Räuchern

Wurzel: Gehört in jede Schutzräucherung, lässt einen schützenden Lichtmantel entstehen.

Zur Reinigung alter Häuser, führt desorientierte, verstorbene Seelen zum Licht.

Blüte und Same: Bringen Großzügigkeit und Vertrauen. Wirken als Antidepressiva. Helfen, das höhere Selbst besser zu verstehen. Unterstützen die Kommunikation mit Engelwesen.

Ernte

Zum Räuchern nehmen wir die zerkleinerte Wurzel oder Blüte und Samen.

Zur Ernte der Wurzel benötigen wir eine einjährige Pflanze. Sie wird im Herbst oder Frühjahr geerntet.

Magischer Zeitpunkt:

Blüte – Neu- oder Vollmondnacht. Blüte und Same in der Mittagsstunde ernten.

Herkunft und Anbau

Die zweijährige Pflanze (nach der Blüte, die im zweiten Jahr erfolgt, stirbt die Pflanze ab) wurde früher in jedem Bauerngarten gezogen. Heute ist sie in den Gärten nur noch vereinzelt zu finden.

Die Engelwurz mit dem rötlichgrünen Stiel und der grüngelben Blüte kann, wie gesagt, über 2 m hoch werden. Sie ist eine attraktive Königin im Garten, ein Blickfang durch ihren Habitus und ihre Ausstrahlung, nicht durch die Farbe, wie bei vielen anderen Pflanzen. Sie liebt gute Gartenerde und wächst bei genügend Nährstoffen unkompliziert.

Die Erzengelwurz aus dem hohen Norden kommt in der Natur nur vereinzelt vor. Häufig (im Voralpenraum) und heimisch bei uns ist ihre Schwester, die Waldengelwurz. Sie hat die gleiche Wirkung und eignet sich gut zum Räuchern. Sie wächst an lichten Waldrändern und entlang von Waldwegen. Dann gibt es noch die Sumpfengelwurz, die kleiner und auf feuchten Wiesen zu finden ist. Diese ist jedoch lange nicht so stark wie ihre beiden großen Schwestern.

Eines von vielen persönlichen Erlebnissen zur Engelwurz

In alten Texten, die sich meist sehr ähneln, werden bestimmte Tiere oder auch Naturwesen oft in Zusammenhang mit bestimmten Pflanzen gebracht. Dabei spielt es keine Rolle, ob der Zusammenhang positiv oder negativ ist. Mir fällt auf, dass bei der Engelwurz besonders häufig die bereits zuvor genannten angeblich schlangenwidrigen Kräfte erwähnt werden.

Ich lebe in einer Gegend, in der die Waldengelwurz beheimatet ist und ausgesprochen häufig vorkommt. Zu persönlichen Zwecken wollte ich eine Wurzel der Pflanze ausgraben und ging dazu in einen nahen Wald am Fluss. Oft lasse ich mich von Wildtieren zu »meiner« Pflanze führen. So auch diesmal. Am Waldrand angekommen, konzentrierte ich mich auf meine Absicht, für einen bestimmten Zweck eine Waldengelwurz auszugraben. Ich bat geistig den Engelwurz-Engel, mir eine zu schenken. Dann rief ich die Tierwesen und bat sie, mich zu der Pflanze zu führen. Ich wollte jedem Tier, das mir begegnete, in die Richtung folgen, in die es ging, flog oder kroch, bis das nächste Tier meinen Weg kreuzte und ich zum Schluss vor »meiner« Engelwurz stand. Gedacht – getan.

Schon flog vor mir ein Eichelhäher auf, dem ich folgte. Ein Schmetterling kreuzte den Weg und ich folgte auch ihm. Mir wurde bewusst, dass ich die »alltägliche Wirklichkeit« verlassen hatte und mich nun in der »nicht alltäglichen Wirklichkeit« auf einer magischen Wanderung befand.

Ich kam zu einem eher kargen Gebiet in Flussnähe. Vor mir lag auf einem Stein eine prachtvolle Ringelnatter. Ihr Kopf zeigte in Richtung Osten – also ging ich weiter, Richtung Osten. Eine Blindschleiche war auf dem Weg zum Fluss, und ich folgte ihr durch das Gestrüpp zum Wasser. Dort angekommen, lag vor mir das komplette Gerippe einer großen Schlange. Es waren die Überreste einer im letzten Hochwasser ertrunkenen Kreuzotter, die die Ameisen fein säuberlich abgenagt hatten. Ich sammelte die feinen Knöchelchen ein – selbst der Giftzahn war deutlich erkennbar vorhanden – und packte sie in ein großes Blatt (Pestwurz). So eingepackt, legte ich den kostbaren Fund in meine Tasche.

Weiter ging ich flussabwärts in die Richtung, in der der skelettierte Kopf gelegen hatte. Nun war ich an einer sonnigen Wegkreuzung angekommen. Ein paar Meter vor mir lag ein kupferfarbener Stock, doch als ich näher kam, sah ich, dass dieser sich in Richtung einer stattlichen Engelwurz bewegte. Wieder eine Schlange! Sie schimmerte in der gleichen Farbe wie der rostrote Stiel der Pflanze. Bei der Schlange handelte es sich um eine sehr seltene Kupferotter, die sich sofort einringelte und mich anfauchte, als ich mich ihr näherte. Danach verschwand sie im Gebüsch hinter »meiner« Engelwurz.

Mir fielen die alten Texte ein und ich begriff einen Zusammenhang zwischen den Schlangen und der Engelwurz. Nur vertreiben tut die Engelwurz Schlangen nicht. Es scheint sich eher um eine Art von Angleichung oder Freundschaft zu handeln …

Esche
Fraxinus excelsior

Obwohl in der Steinzeit noch selten, besiedelt die Esche schon seit Jahrtausenden Nord- und Mitteleuropa. Deshalb könnte sie der Charakterbaum in der Urheimat der Indogermanen gewesen sein. Vielleicht erklärt das, warum die Esche bei den Indogermanen eine so enge Verbindung zu den Menschen hatte. In den altnordischen Edda-Mythen entstehen die ersten Menschen aus den Bäumen askr (Esche = Mann) und embla (Erle oder Ulme = Frau). Die Legende, dass aus den Eschen die Kinder geholt werden, könnte darauf zurückzuführen sein. Die geschlechtliche Zuordnung des Baumes ist im Mythos genauso vage wie in der Botanik. So gibt es botanisch männliche und weibliche Eschen, sowie zweihäusige – männliche und weibliche – auf einem Baum.

In Schweden opferte man der Askafro, der Eschenfrau, indem man am Aschermittwoch vor Sonnenaufgang Wasser über die Wurzeln goss. In der Antike war die Esche von einem weiblichen Geist, der Nymphe Melia, bewohnt. Interessant ist, dass auch bei den Schriften des Hesiods der griechische Gottvater Zeus das dritte »Eherne Geschlecht« aus einer Eschenart entstehen lässt. Über dem Atlantik findet man in einer nordamerikanischen Indianersage ein ähnliches Motiv. Dort schießt der Schöpfergott einen Pfeil in eine Esche, woraus die ersten Menschen entstanden sind.

Der wohl bekannteste Mythos über eine Esche ist der alt-
nordische über die Weltenesche Yggdrasil. Der Welten-
baum verbindet die Ober-, Unter- und Zwischenwelt. In
ihrer Krone wohnt ein Adler, an ihren Wurzeln frisst die
Schlange Nidhägr. Ein Eichhörnchen läuft unentwegt den

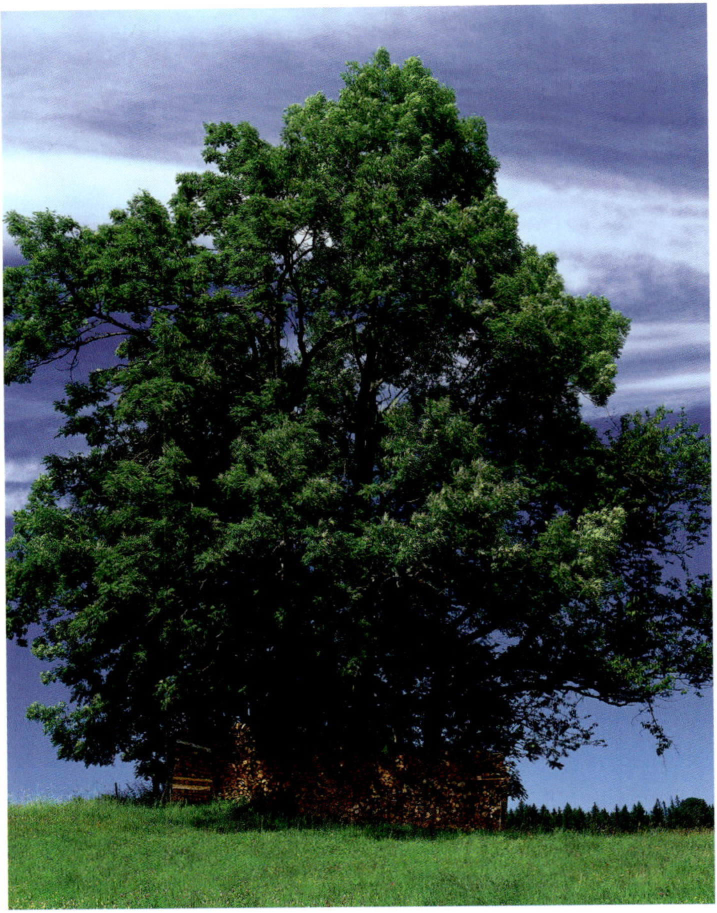

Stamm des gewaltigen Baumes auf und ab, um Streit zwischen ihnen zu stiften. Zwei Hirsche und eine Ziege fressen von ihren Blättern. An ihren Wurzeln sitzen die drei Nornen, die Schicksalsgöttinnen, die das Schicksal der Menschen spinnen, messen und schneiden. Sie netzen die Wurzeln der Esche mit dem Wasser des Lebens. So sind die bewahrenden und die zerstörenden Kräfte im Ausgleich.

Die Schlange Nidhägr kann der Esche letztlich nichts anhaben, und so verbreitete sich die Ansicht, dass der Rauch von Eschenblättern Schlangen zu vertreiben vermag. Wurde dennoch jemand von einer Schlange gebissen, so heilte man dies mit einer Abkochung aus Rinde, Blättern und Wurzeln.

Um die Blätter der Esche als Viehfutter verwenden zu können, pflanzte man sie in die Nähe von Gehöften. Die Esche ist ein hoher Baum, bis zu 40 m Höhe kann sie erreichen. Sie hat eine weit ausladende Krone und ihre Äste sind anmutig rund geschwungen. Aus ihren zu Weihnachten geschnittenen Ästen wurden früher Wander- und Hütestecken für die Hirten zum Schutz gegen Geister und Kobolde gefertigt. Auch für Regenzauber wurden die Äste der Esche verwendet.

Eschen stehen gerne in der Nähe von Gewässern. Die Rune Nin, die die Macht des Wassers verdeutlicht, war der Esche im keltischen Baumalphabet zugeordnet. Ihre Wurzeln reichen tief ins Grundwasser hinein. Dieses tiefe Wissen über Seelengewässer und den Seelengrund gibt sie beim Räuchern weiter. Sie erzählt von ewigem Leben, das das Sterben und Neugeborenwerden beinhaltet. Sie ist ein großer Schutzbaum und bietet Schutz vor Zauberei und Manipulation. Astrologisch ist sie Jupiter zugeordnet. Sie verhilft uns zur besonnenen Einsicht, wie Hildegard von Bingen schreibt.

Wirkung beim Räuchern

Bietet Schutz bei Mobbing und Manipulation; hat Transformationskräfte.

Bei Reinkarnationstherapie und Rebirthing können die Räume damit geräuchert werden; hilft, vergangene oder zukünftige Leben zu sehen. Verbindet uns mit der »Menschenseele«, hilft bei der »Menschwerdung«.

Tipp: Eine keltische magische Schutzräucherung ist beispielsweise die Kombination von Eschensamen, Fichtenharz, Eisenkraut, Beifuß, Mistel und von Wacholder.

Ernte

Zum Räuchern verwenden wir Samen und Blätter. Sie haben keinen speziellen Eigengeruch. Es empfiehlt sich, sie mit aromatischen Harzen zu mischen, zum Beispiel mit Fichte, Tanne oder Kiefernharz.

Herkunft und Anbau

Heimischer Baum, unkompliziert im Anbau, wächst gerne in der Nähe von Gewässern.

Fichte
Picea abies

Auf Anhöhen einzeln stehende, große und zerzauste Wetterfichten sind ein gewaltiger Anblick, denn sie strahlen ursprüngliche Kraft und Würde aus. Der Fichte wird auch nachgesagt, dass ein weiblicher, mütterlich schützender Baumgeist in ihr wohnt, sodass es kein Wunder ist, wenn wir uns ihr gern anvertrauen.

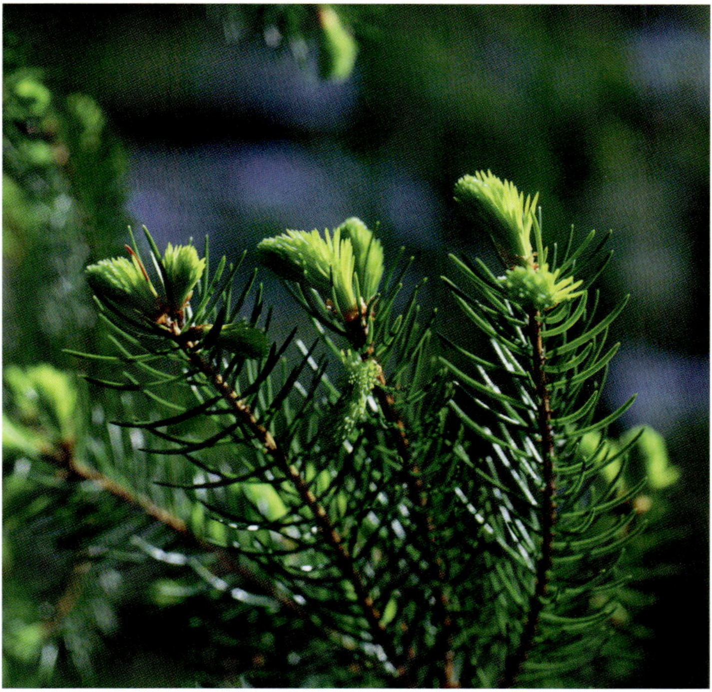

Wenn ich mich beim Wandern, von einem Regenschauer überrascht, Schutz suchend unter eine dieser alten Wetterfichten flüchte, fühle ich mich stets geborgen. Ich lehne mich an ihren breiten Stamm und beobachte die vorbeiziehenden Nebelschleier. Dabei überkommt mich eine leicht melancholische Ruhe. Es ist ein guter Platz zum Warten, bis die Sonne sich wieder zeigt und ich vergnügt weiterwandern kann.

Viele Menschen haben bei dem Wort »Fichte« leider nur unsere eintönigen, toten Monokulturen vor Augen. Sie lehnen deshalb die Fichte ab, ohne zu sehen, dass es der Mensch ist, der der Fichte ihre Individualität raubt. Diese Wälder sind ein Bild unserer Gesellschaft und nicht ein Bild der Fichte. Die Germanen verehrten die Fichte noch. Die »Irminsul«, ein germanisches Baumheiligtum, war eine Fichte. Karl der Große (8. Jhd.) hatte ihre Zerstörung befohlen, er wollte damit den alten Glauben vernichten.

Auch der Maibaum ist eine Fichte. In manchen Orten kommen zu den Fichtenmaibäumen noch Birken hinzu, um den Neubeginn zu unterstreichen. Der im Wonnemonat errichtete Fichtenmaibaum birgt die Vegetationsgottheit in sich. Diese hat im Schutz des immergrünen Gehölzes den Winter überdauert. Im Frühlingsmonat Mai ist der Winter – und damit der Tod – endgültig besiegt und die Lebenskraft kann sich erneut über die Felder verströmen. Triumphierend wird der Maibaum aufgestellt! Als riesiger Himmel und Erde verbindender Phallus ragt er in die Lüfte. Seine Spitze umfängt ein geschmückter Kranz, was sinnbildlich die weibliche Vulva darstellt. So vereinigen sich die Erd- und Himmelskräfte, um erneut Fruchtbarkeit über das Land zu bringen.

Lange bevor die »edlen« Harze wie Weihrauch und Myrrhe zu uns gelangten, wurde schon das Harz der Fichte geräuchert. Es ist sehr einfach, an das Fichtenharz zu gelangen. Wenn wir mit offenen Augen beim Spaziergang durch einen Fichtenwald gehen, fallen uns sicher bald die alten mit Harz verschlossenen Wunden mancher Bäume auf. Oft gibt es dicke Wülste aus Harz. Wir können sie abnehmen, doch es ist sehr wichtig, darauf zu achten, die alte Baumwunde nicht wieder zu öffnen oder gar den Baum zu verletzen! Selbstverständlich fragen wir erst den Baum und nehmen nur so viel, dass es dem einzelnen Baum nicht schadet. Dieses Harz sollte bereits so alt sein, dass es nicht mehr klebrig ist. Es ist dann außen grau und innen rosa-weiß. Dann eignet es sich optimal zum Verräuchern.

Oft ernte ich größere Mengen Fichtenharz im Wald. Ich gehe von Baum zu Baum und breche mit der Hand die alten, nicht mehr benötigten Harztropfen ab. Dies ist eine meditative Arbeit. Das Auge erkennt nach einiger Zeit schnell den Zustand der Baumwunden und die »Reife« des Harzes. Während ich prüfend von Baum zu Baum gehe, die Stämme nach alten Wunden absuche, steigen in mir selbst alte, noch nicht ganz verheilte Wunden auf. Sie kommen zum Ausheilen ans Licht. Die Fichte als »Lichterbaum« hilft mir dabei. Dieser Licht bringende und heilende Aspekt ist auch beim Verräuchern des Harzes wirksam. Zusätzlich verhilft er uns zur besseren Konzentration, reinigt die Aura und klärt den Geist. Es lässt uns tief durchatmen, macht den Brustraum frei und das Herz weit.

Wirkung beim Räuchern

Bringt alte Wunden zum Heilen ans Licht. Klärt den Geist, fördert die Konzentrationsfähigkeit. Reinigt und schützt. Erweitert den Brustraum und das Herz.

Ernte

Zum Räuchern eignet sich am besten das Harz. An verwundeten Fichten absammeln. Wichtig dabei ist, dass die Baumwunde bereits abgeheilt ist. Das Harz sollte zirka drei Jahre alt sein. Seine Konsistenz ist dann hart, die Farbe außen grau, innen rosa-weiß. Es ähnelt in diesem »reifen« Zustand der Baumrinde.

Über Apotheken kann man Burgunderharz bestellen. Dabei handelt es sich um gereinigtes Fichtenharz. Es wird in festen gelben Brocken geliefert. Die energetische Kraft dieses Harzes ist aber nicht mehr so hoch wie die der ungereinigten Wildsammlung. Das Sammeln des Harzes ist an keine Tages- oder Jahreszeit gebunden.

Herkunft und Anbau

Die Fichte liebt frischen, nicht ausgelaugten Boden mit ausreichend Feuchtigkeit. Schnell wachsend und unkompliziert im Anbau.

Holunder
Sambucus nigra

»Vor Hollerstaud'n und Kronewitt (Wacholder)
ruck i mein Huat und noag mi bis zur Mitt.«
VOLKSMUND

»Vor dem Holunder sollst du den Hut ziehen« – so ehr-
furchtsvoll behandelten unsere Vorfahren den Holunder.
Ihnen wäre nie in den Sinn gekommen, einen Hollerbusch
zu fällen. Denn es wohnt ja eine gute, den Menschen wohlgesonnene Göttin in ihm – die »holde Frau« – Frau Holle!
Wenn sie aber doch mal den Holunder pflücken oder schlagen mussten – sei es zu Heilzwecken oder um Holz für das
Notfeuer zu erhalten (siehe Seite 43 ff.) –, wurde zu dem
Holunderstrauch gesagt: »Frau Ellhorn (Holler), gib mir
von deinem Holze, dann will ich dir von meinem auch was
geben, wenn es wächst im Walde.«

Wir alle kennen Frau Holle aus dem Grimm'schen Märchen. Vergessen ist, dass sie einmal eine machtvolle Unter-
und Oberweltsgöttin war, die das Schicksal der Menschen
mitbestimmte. Wie aus dem Märchen herauszulesen ist,
belohnte sie die »Rechtschaffenen«, die zur rechten Zeit
das tun, was an Lebensarbeit ansteht. Die Faulen aber, die
nicht bereit sind, die Lebensarbeit zu machen, werden mit
Pech bestraft.

In germanischer Zeit war Frau Ellhorn eine beschirmende
Sippengöttin. Ihr wurden Brot, Käse und Milch geopfert.

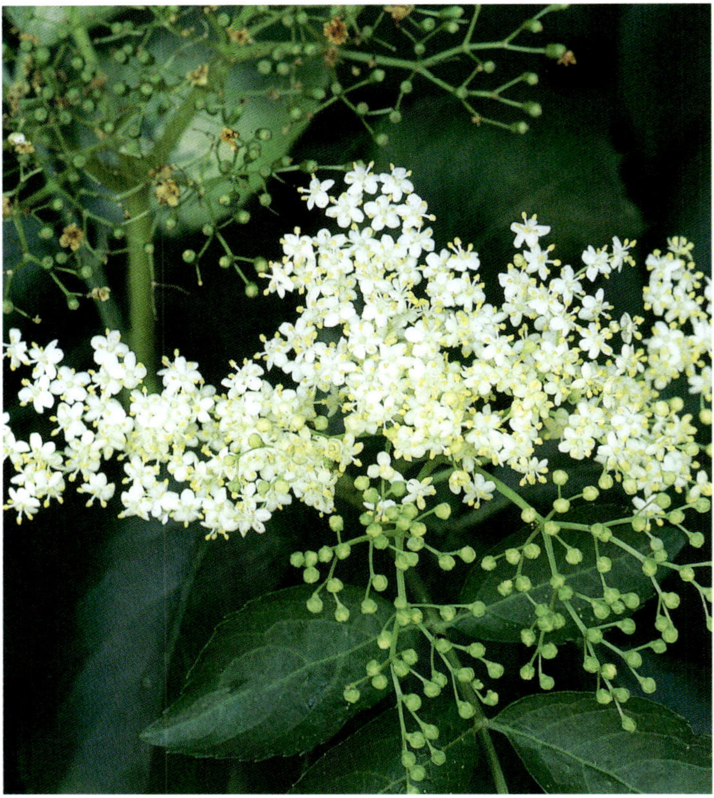

Die Frauen gingen mit ihren Neugeborenen zur Göttin im Holunder, um ihr die neuen Sippenmitglieder vorzustellen. Der Aberglaube, dass der Holunder dort wächst, wo das Blut gefallener Krieger geflossen ist, könnte ein Hinweis auf germanische Blut- und Menschenopfer sein. Als Sippenbaum, der die verstorbenen Sippenmitglieder in der Unterwelt behütet, wurde er auf die germanischen Friedhöfe gepflanzt. Auch die Holunderpeitsche des Leichenfuhrmanns oder der Holunderzollstock des Sargschreiners sowie der Brauch, den Toten Hollerkreuze mit ins Grab zu geben, könnten germanischen Ursprungs sein.

Die lebensspendende Seite der Göttin half Gebärenden, schützte Kinder und heilte Kranke. Frau Holle, die Göttin, die in der Unterwelt wohnt und von dort aus den Schnee aus den Wolken auf die Erde schüttelt, vereint Ober- und Unterwelt. Sie war Erd- und Himmelsgöttin zugleich. Unten ist oben und oben ist unten oder – wie unten so oben.

Bei jedem Hof und heute noch an fast jedem Heustadel stand und steht ein Holunderbusch. In der Nähe der Menschen fühlt er sich wohl und strahlt seinen Segen aus. Tatsächlich ist jedes Stückchen vom Holunder medizinisch verwendbar. Die Früchte sind reich an Vitaminen. Blüte und Blätter sind schweiß- und harntreibend und ein beliebter Erkältungstee. Die rohen Früchte und die Rinde wurden als Abführmittel verwendet. Eine große Hausapotheke also direkt neben der Haustür.

Der Holunder ist ein Schwellenbaum. Ein Tor in die Erdunterwelt (nicht zu verwechseln mit der christlichen Hölle!). Erdwesen, Zwerge und Naturgeister wechseln hier von unten nach oben und zurück. Vielleicht rutschen sie ja durch das weiche Mark des Strauches? Wer weiß! Auf jeden Fall herrscht reges Treiben, Kommen und Gehen unter dem Hollerstrauch, so sagen die Alten. Darum ist es darunter oder in der Nähe kein guter Platz, um friedlich zu schlafen, denn man neigt zu unruhigen Träumen. Im Holunder wirken Saturn, Pluto und Mond.

Beim Räuchern können wir den Holunder nach unserem Schicksal befragen oder um Heilung und Schutz bitten. Er lehrt vom richtigen Zeitpunkt und vom richtigen Tun.

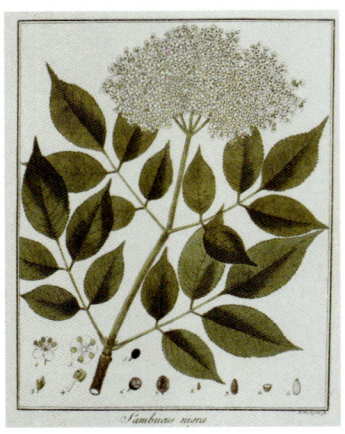

Wirkung beim Räuchern

Lässt den rechten Zeitpunkt erkennen, hilft bei der Findung der Lebensaufgabe. Wirkt schützend und heilend bei Heilungszeremonien. Schwellenbaum für Übergangsriten.

Ernte

Zum Räuchern kann man die Blüte verwenden oder vom geschnittenen Holz das Mark. Da er keinen intensiven aromatischen Geruch verbreitet, lässt er sich gut mit intensiver riechenden Pflanzen, die seine Wirkung unterstützen, mischen, wie beispielsweise Wacholder und Fichtenharz.

Herkunft und Anbau

Heimischer, unkomplizierter Strauch, der nährstoffreiche Erde liebt.

Johanniskraut
Hypericum perforatum

An sonnig heißen Bahndämmen, wenn in der Mittags-
hitze die Luft flimmert, streckt das Johanniskraut genie-
ßerisch seine Blüten der Sonne entgegen. Der holzige, röt-
liche Stiel lässt es trotz der Sonnenglut und Trockenheit
aufrecht stehen. Die gelben Blüten sind selbst wie kleine
Sonnen, so lichtdurchflutet wirken sie.

Es gibt mehrere Johanniskrautarten: Das echte Johanniskraut ist von seinen nicht so wirksamen Schwestern leicht
zu unterschieden. Seine Blätter sind perforiert, wie mit
Nadeln durchstochen, und wenn man die Blüten zwischen
den Fingern zerdrückt, tritt ein roter Saft hervor.

Die Heilpflanze ist ein ausgezeichnetes Antidepressi-
vum, beruhigt bei Nervosität und stärkt die Nerven. Das
Licht, das die Pflanze in sich trägt, bringt sie in die Herzen
der Menschen. Schon Paracelsus (17. Jh.) setzte es gegen
Depression und Melancholie ein. Überhaupt sah er im Johanniskraut eine universelle Medizin mit großer göttlicher
Wirkung. Zusätzlich zu der gemütserhellenden Wirkung
ist es ein Wundheilmittel, das Wunden und Verbrennungen
abheilt. Vor dauerhafter Anwendung oder Einnahme an
Sonnentagen ist allerdings abzuraten. Denn es durchlichtet den Körper, sodass die Haut sehr sensibel wird und bei
Sonneneinwirkung allergisch reagieren kann.

Die volksmedizinischen Anwendungen des Johannis-
krauts sind allseits bekannt. Früher war es auch eine wichtige Räucherpflanze, was jedoch in Vergessenheit geraten

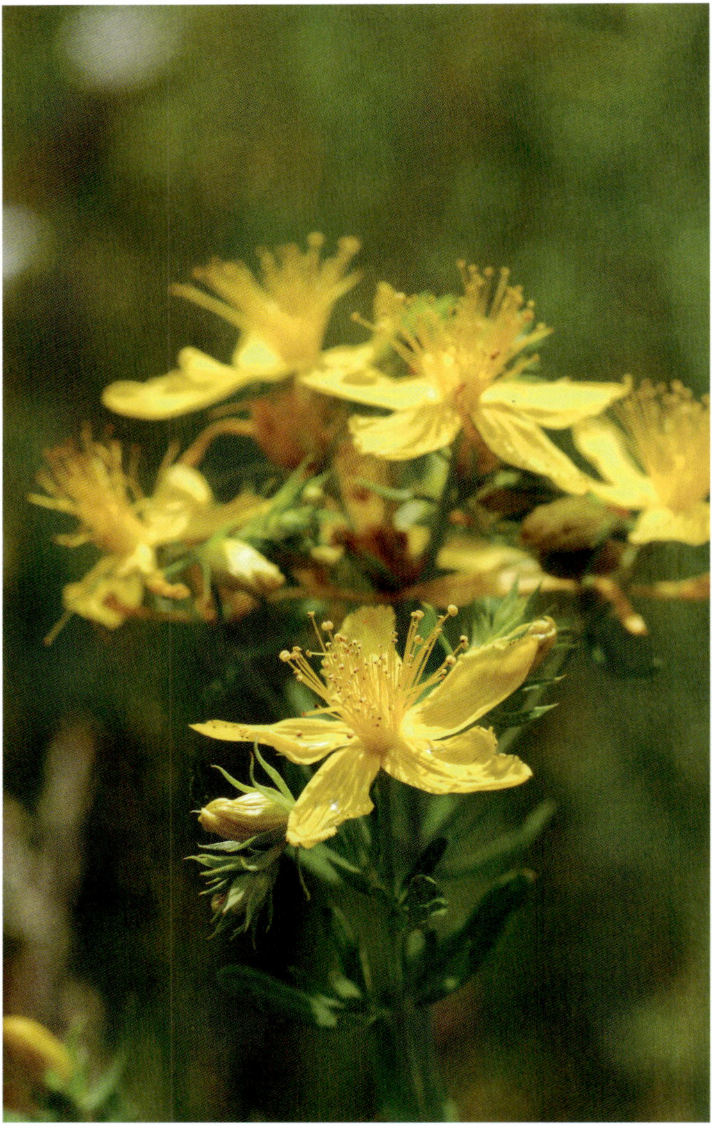

ist. »Eisenhart (Eisenkraut) und Hartenau (Johannis-kraut) – brennt an, dass sich das Wetter stau!«

Zusammen mit Eisenkraut, Rainfarn und der Wetter-kerze wurde das Johanniskraut bei aufziehendem Gewit-ter verräuchert. Es war eine wichtige Wetterpflanze, die dazu beitrug, dass die Atmosphäre um das Anwesen ent-spannt wurde, damit die Spannungsentladung des Gewit-ters nicht zu stark werden konnte. Diese entspannende und erhellende Wirkung können wir auch heute gut nut-zen, um beispielsweise nach Streitigkeiten die spannungs-geladene Energie zu neutralisieren. Durch das Verräuchern von Johanniskraut lässt sich die emotionale Atmosphäre in Räumen, auch in Therapieeinrichtungen oder in Räumen mit hoher elektromagnetischer Spannung wieder klären und reinigen.

Früher wurde das Johanniskraut auch für die Frau im Kindbett verräuchert und auch die Säuglinge wurden damit zum Schutz abgeräuchert. Zur Wintersonnwende räucherte man das Vieh im Stall mit Johanniskraut. Um die höchste dämonenabwehrende Kraft zu haben, musste es dafür noch taunass am Morgen des Johannistages (24. Juni) gepflückt worden sein. Der Rauch des Johan-niskrauts war generell wirksam gegen Unholde, Zaube-rei, Brandschaden, Nestelknüpfen (Liebeszauber), Besses-senheit und Wahnsinn. »Dost, Hartenau und weiße Haid, thun dem Teufel viele Leid.«

Auch bei Liebeskummer wurde es eingenommen und verräuchert. Johanniskraut ist natürlich eine wichtige Pflanze des Sommersonnwendkultes. Leider blüht es nicht in jeder Gegend (je nach Klima) rechtzeitig zu Sonnwend. Das ihm innewohnende Licht war Symbol der Sonne, die die Mädchen (Carona regis) bei der Feier zu Kränzen gebunden im Haar trugen. Sommersonnwend ist der längste Tag und die kürzeste Nacht des Jahres (siehe auch S. 205 ff.). Zu Ehren der Sonne und des Lichts bzw. zu Ehren von Baldur, dem Lichtgott, wurden große Feuer entzündet. Es wurden Spiraltänze getanzt, in denen versinnbildlicht der Wechsel der Zeit dargestellt wurde. Baldur, der Lichtgott, wird am Höhepunkt seiner Kraft von seinem Bruder Hödur, dem Gott der Zeit, tödlich verletzt. Baldur muss sterben, die Dunkelheit nimmt wieder zu, bis Baldur zur Wintersonnwende – dem gegenüberliegenden Fest im Jahreskreis – wiedergeboren wird (siehe auch S. 191 ff.). In christlicher Zeit wurde das Fest der Sommersonnwende um drei Tage verschoben und Johannes der Täufer anstelle Baldurs enthauptet. So wechselten der Name und der genaue Zeitpunkt. Aber die Essenz blieb erhalten.

Wie das Johanniskraut zu seinem roten Saft kam ...

In der Zeit, als im Johanniskraut noch kein rotes Blut floss, ging ein Jäger in den Wald, um zu jagen. Hinter einem Baum versteckt sah er auf einer Lichtung einen stattlichen Hirschen äsen. Er zog seinen Pfeil und schoss. Doch das Tier war schneller und entkam. Der Pfeil jedoch traf eine Elfe. Sie wurde am Bein verletzt und floh in die Lüfte. Ihr Blut tropfte dabei auf die gelben Blumen unter ihr. Seit dieser Zeit fließt im Johanniskraut das rote Elfenblut und verbreitet seinen heilenden Segen.

Wirkung beim Räuchern

Spannungsabbauend, geeignet zum Räuchern nach Streit und Spannung. Klärt Räume mit hoher elektromagnetischer

Spannung. Hilft gegen Trau-
rigkeit, Depressionen und
Kummer (Liebeskummer),
bei Angst vor Dunkelheit.
Bietet Schutz vor dunklen
Energien.

Ernte

Zum Räuchern werden die
Blüten verwendet. Sie ent-
wickeln dabei keinen starken Duft, darum empfiehlt
es sich für die Nase, sie mit
anderen Kräutern und Har-
zen zu mischen.

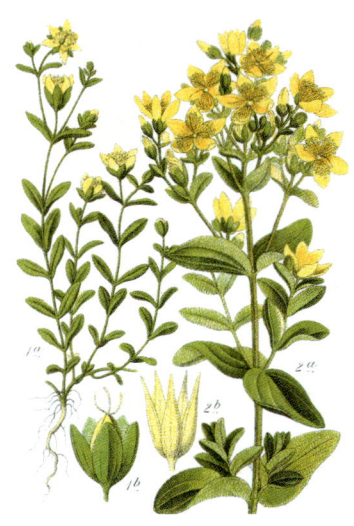

Die Ernte der Blüten erfolgt an sonnigen Tagen im Juni
bis August, je nachdem, wann es blüht.

Magischer Zeitpunkt:

Am Johannistag bzw. zur Sommersonnwende (24. Juni) –
entweder am Morgen noch taunass oder zur Mittagsstunde,
wenn die Sonne am höchsten steht.

Herkunft und Anbau

Heimische verbreitete Staude. Sie liebt heiße und karge
Standorte. Im Garten an eine sonnige Stelle, zum Beispiel
ins Kräuterbeet setzen.

Königskerze
Verbascum thapsiforme (densiflorum)

Stolz, aufrecht und stattlich steht die Königskerze an warmen, kargen Plätzen. Ein Himmel und Erde verbindendes Zepter, das von warmgelben Blüten umkränzt ist. Ihre Blattrosette und ihr Stiel sind pelzig weich, voller feiner Härchen, die vor Verdunstung schützen.

Die Königskerze hat, wie die meisten Heilpflanzen, viele Namen: Himmelsbrand, Wollkraut, Winterblom, Unholdskerze, Fackelkraut, Wetterkerze, Donner- und Blitzkerze, um nur einige zu nennen. Im alten Sonnenkult nahm sie eine zentrale Rolle ein. Überreste davon sind im Brauchtum erhalten geblieben. Im Kräuterbuschen, der zu Johanni (Sommersonnwende) geweiht wird, ist sie das Zentrum, um das die anderen Kräuter gebunden werden. In einem alten Segnungsspruch geht die große Göttin, die im Laufe der Zeit zur Gottesmutter Maria wurde, mit einem Königskerzenzepter über die Felder. »Unsere liebe Frau geht übers Land. Sie trägt den Himmelsbrand (Königskerze) in der Hand.«

In Teilen Frankreichs wird heute noch ein aus keltischer Zeit stammender Königskerzenritus zur Sonnenwende gefeiert. Das Johannisfeuer wird dort mit Königskerzen entzündet und gefüttert und die Jugendlichen springen dann mit großen Sträußen aus Königskerzen durch dieses Feuer. Die angebrannten Königskerzen werden anschließend mit nach Hause genommen und im Stall und in der Stube gegen Blitzschlag aufgehängt.

Bei aufziehendem Gewitter verräuchert man die »Wetterkerze« vom Kräuterbuschen und die angebrannten Reste vom Johannisfeuer werden, wenn möglich, im Küchenherd verbrannt, ähnlich dem bayrisch-keltischen Brauch des Osterholzes (siehe »Wettersegen«, S. 39 ff.).

Ein weiterer Überrest des alten Kultes ist in Frankreich der Fackellauf der Dorfjugend. Zur Johannisnacht werden in Öl getränkte Königskerzen als Fackeln verwendet, und es wird damit durch das Dorf gelaufen.

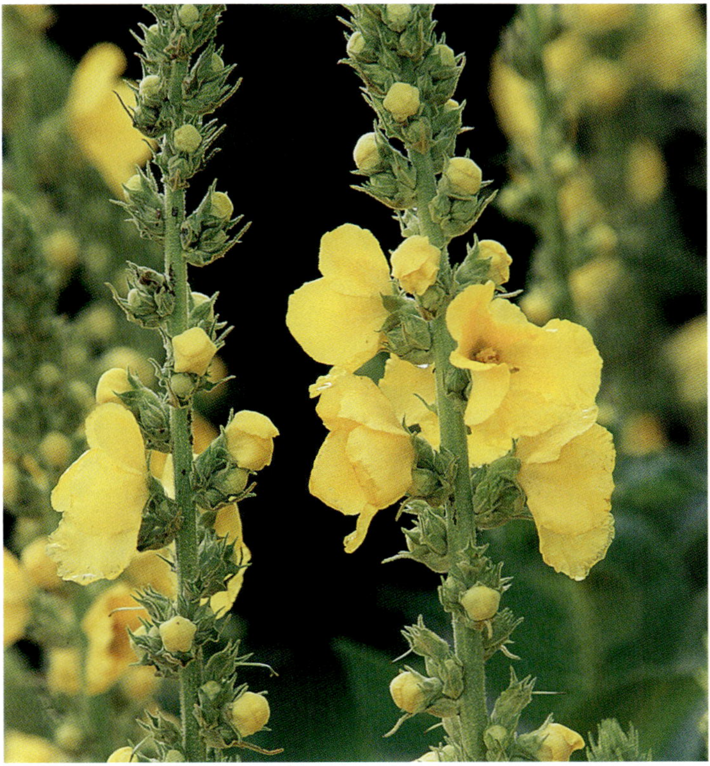

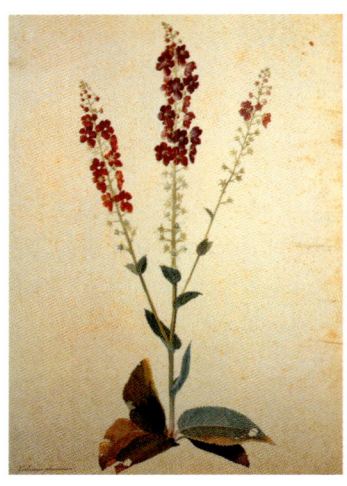

Ein weiterer Hinweis auf diesen alten Sonnenkult ist darin zu sehen, dass die Königskerze mit einem Goldstück (Gold – Sonnenmetall) ausgegraben werden musste oder aber ihre Wurzel mit Gold umwickelt ein wirkungsvoller Talisman gegen dunkle Mächte war. Als Fackeln wurden die ölgetränkten Königskerzen auch häufig im Alltag verwendet. Die Namen »Fackelkraut« und »Himmelsbrand« (Brand = emporlodernde Flamme) geben Zeugnis davon. Im Übrigen leitet sich der Männername Hildebrand von der Königskerze ab.

Ihre Blätter, in Streifen geschnitten und in Öl getränkt, wurden als Dochte für Öllampen verwendet. Getrocknet und zerstoßen ergaben sie guten Zunder, da sich die feinen Härchen (Wollkraut) schnell entzünden.

In der Königskerze wirken Saturn, Merkur und Sonnenkräfte. Da sie eine wetterwirksame Pflanze ist, wurde sie früher auch zum Wetterorakeln gebraucht. So zählte man an ihren Blütenkränzen die Häufigkeit des Schneefalls und die Länge oder Kürze des kommenden Winters ab (Winterblom). Ein anderes – bayerisches – Wetterorakel sah man in der Neigung ihrer Spitze: Zeigte sie nach Westen, bedeutete dies schlechtes, nach Osten hin gutes Wetter.

Es wird erzählt, dass in der Königskerze ein guter, freundlicher Geist wohnt und die Elfen in Mondnächten um sie herumtanzen. Dabei schlagen sie mit kleinen Stöckchen leicht auf die Königskerze, sodass sie ihre Blüten jeden Tag erneuern muss. Aus diesen spielerischen Bildern wurde leider im Laufe der Verteufelung der elbischen Wesen der Name »Unholdskerze«. Obwohl sie die Wohnung von Elfen war, wirkte sie beim Verräuchern gegen »elbische Plagen« wie Mäuse und Engerlinge. Dies zeigt, wie zwiespältig im Mittelalter das Verhältnis zu Naturwesen war.

Da die Königskerze (wie auch das Johanniskraut) Strahlungen und Spannungen ausgleicht, eignet sie sich in Räumen auch beim Räuchern zur Spannungsentladung und Harmonisierung von geladener Atmosphäre. Auch zur Erleichterung bei Elektrosmog kann sie hilfreich verwendet werden.

Wirkung beim Räuchern

Hilft gegen Spannung. Entlädt Atmosphäre bei Streit oder bei Elektrosmog. Hilfreich zum energetischen Reinigen von allen Räumen, in denen sich geballt negative Energien sammeln können.

Ernte

Zum Räuchern werden die Blüten und der Same verwendet. Warme, sonnige Vormittage eignen sich besonders gut zum Sammeln.

Magischer Zeitpunkt:

Johannisnacht oder an einem Freitag bei abnehmendem Mond vor Sonnenaufgang.

Herkunft und Anbau

Königskerzen sind zweijährig. Im ersten Jahr bilden sie
eine Blattrosette aus, im zweiten Jahr blühen sie. Nach der
Blüte sterben sie ab. Sie können leicht durch den Samen
gezogen werden, sind winterhart und heimisch. Sie lieben
die pralle Sonne und wachsen auch auf kargen Böden.

Lavendel
Lavandula angustifolia

Der Lavendel ist eines der Kräuter, die mit der »Kräuterwende« im 8. Jahrhundert von seiner mediterranen Heimat zu uns auf die Nordseiten der Alpen kam. Von den
Klostergärten fand er schnell den Weg in die Bauerngärten. Insbesondere wurde seine krampflösende, beruhigende
und antibakterielle Wirkung geschätzt und genutzt. Heute
kennt jeder die blauen Lavendelblüten und den frischen
Lavendelduft. Beim Riechen steigen Bilder von Lavendel-
feldern oder der französischen Provence auf, aber auch von
frischer Wäsche und Reinlichkeit.

Lavendel wird oft zwischen die Wäsche in den Schrank
gelegt, da sein Geruch Motten und anderes Ungeziefer
fernhält. Alle Arten von Ungeziefer scheuen den Lavendel,
auch Lebenskraft saugende Wesen feinstofflicher Natur. Im
Mittelalter wurde er als Gegenspieler des teuflischen »Mu-
ckengottes« gesehen und schützte die Menschen vor »aller-
lei Belästigungen«.

Der Lavendel wirkt reinigend und desinfizierend. Da-
mit eignet er sich hervorragend, um Krankenzimmer aus-
zuräuchern und Räume, in denen »dicke Luft« herrscht.
Ein weiterer Aspekt des Lavendels ist seine segnende
Natur. Kinder und Säuglinge können mit Lavendel und
Rose immer wieder abgeräuchert werden. Auch etwas
Copalharz passt gut in diese Kindersegnungsräucherung.

Kinderzimmer bekommen durch den Lavendel ihre energetische Klarheit wieder zurück, was nach turbulenten Kin-

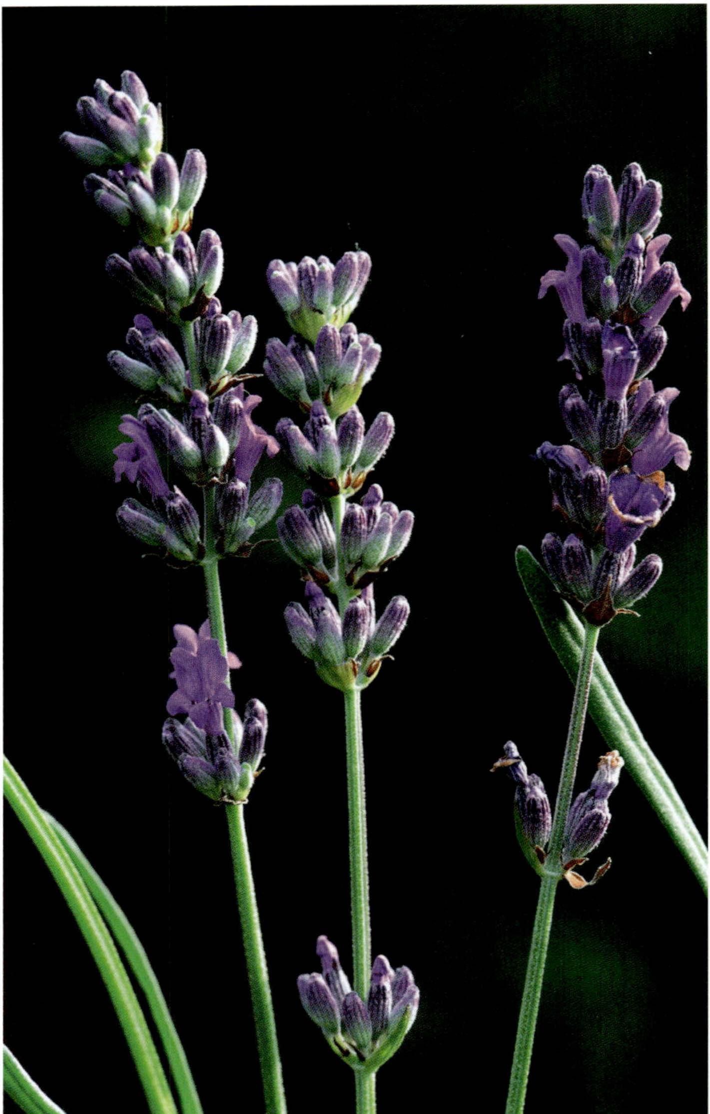

dergeburtstagsfesten manchmal sehr nötig sein kann. Die Schwingungen von Lavendel und Kindern ähneln sich. Der Lavendel schwingt klar, hell und hoch. Er wirkt dadurch auf das Stirn- und Scheitelchakra und fördert die Inspiration und helle, klare Visionen, wie das Blau seiner Blüten erzählt.

An den langen Stielen und lanzettlichen Blättern erkennt man ihn als Merkurkraut, und wie alle Merkurkräuter ist er ein Nervenmittel. Lavendel gleicht aus, stärkt die Nerven und die Seelenkräfte. Er hilft, bei sich anzukommen und sich ruhig und gelassen den Inspirationen und Visionen zu öffnen. Dabei umgibt er uns mit seinem lichtblauen Schutzmantel, reinigt uns und unsere Umgebung. Für junge Mädchen ist eine Räucherung mit Lavendel hilfreich, wenn sie ängstlich oder unsicher gegenüber dem anderen Geschlecht sind. Sie fühlen sich dann beschützt und selbstsicherer in ihrer Jungfräulichkeit. Wenn die Frau blutet, kann sie sich in dieser Zeit mit Lavendel gut vor »Blutsaugern« aller Art schützen.

Wirkung beim Räuchern

Reinigend, desinfizierend. Schafft Klarheit.

Schützt vor »Blutsaugern« aller Art, wie zum Beispiel nervenden Mitmenschen. Schützt junge Mädchen und menstruierende Frauen.

Zur Segnung von Kindern und Säuglingen geeignet. Öffnet das dritte Auge und verhilft zu klaren Visionen.

Ernte

Wir nehmen zum Räuchern Blüten und Blätter. Ein guter Zeitpunkt zum Ernten ist ein sonniger, warmer Vormittag, wenn der Mond in einem Luftzeichen steht.

Herkunft und Anbau

Wild wachsend kommt der Lavendel in Italien, Griechenland, Frankreich, Spanien und in der Türkei vor. In Deutschland pflanzen wir ihn gern an eine sonnige Stelle im Kräuterbeet. Häufig wird er auch zwischen Rosen gesetzt, da diese dann weniger von Läusen befallen werden. Er liebt Sonne und sandigen Boden. In Gegenden, wo der Winter sehr kalt und trocken ist, hilft ihm Winterschutz mit angehäufeltem Laub.

Lorbeer
Laurus nobilis

Der griechische Sonnengott Apoll liebte einst die Nymphe
Daphne. Doch sie erwiderte seine Liebe nicht. Als sie sich,
seiner Zudringlichkeit müde, Hilfe suchend an die anderen
Götter wandte, verwandelten diese sie in einen Lorbeer-
baum. Apoll liebte Daphne so sehr, dass er sich daraufhin
dem Lorbeer weihte. Die Menschen der Antike huldigten somit dem Sonnengott Apoll mit dem Rauch des Lor-
beers. Er untersteht auch nach astrologischer Zuordnung
der Sonne.

Der Lorbeer ist ein kleiner, bis zu 12 m hoher Baum,
der jedoch wegen seiner Schönheit nicht zu übersehen
ist. Wenn die mediterrane Sonne auf ihn niederbrennt,
verströmt er seinen warmen, aromatischen Duft. Diesen
Lorbeergeruch verbreitet er auch beim Räuchern. In der
Antike wurde er zusammen mit anderen Räucherstoffen
in Apolltempeln dargebracht. Im berühmten, dem Sonnengott geweihten Orakeltempel von Delphi wurde Lorbeer zusammen mit Bilsenkraut verräuchert. Diese hellsichtig machenden Dämpfe atmeten die Priesterinnen ein,
um weissagen zu können. Über dem Tempel standen die
Worte »Erkenne dich selbst«. Der Lorbeer trägt das Thema
der Selbsterkenntnis, des inneren Wachstums und der visionären Schau in sich. Beim Räuchern beruhigt sein be-
törend warmer Geruch den Intellekt und klärt gleichzeitig den Geist. Wie der Lavendel öffnet er das dritte Auge
und lässt Visionen aufsteigen. In dieser sanften Hellsicht

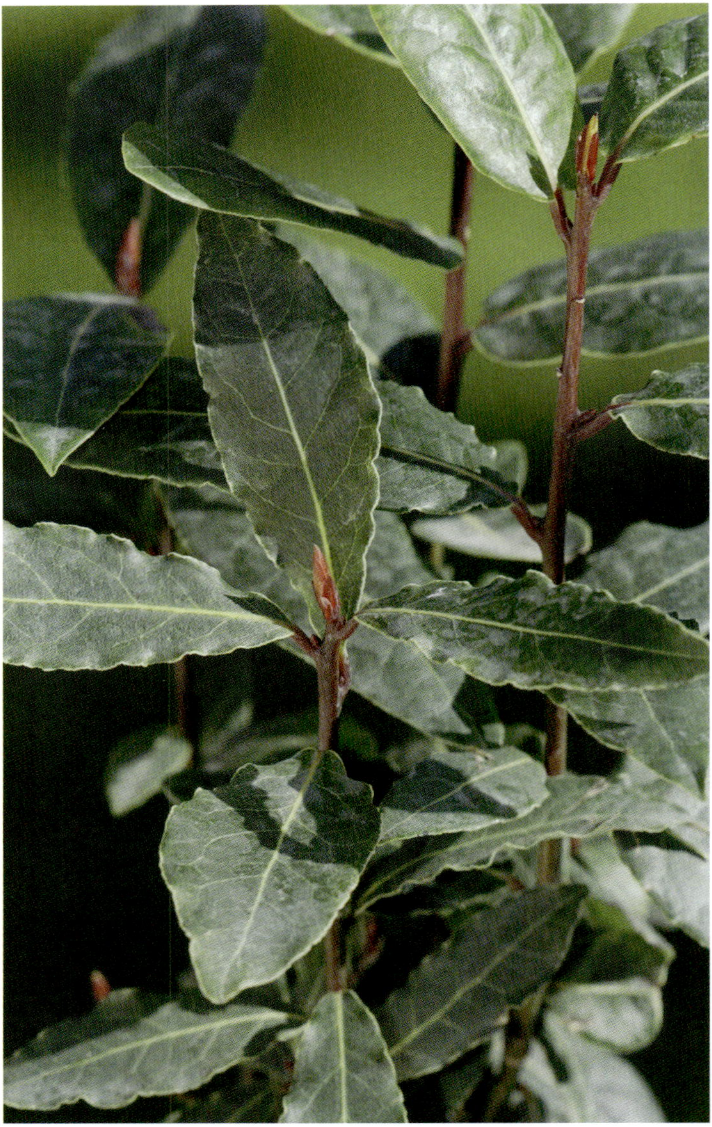

gibt es keine Überschwemmung des Unbewussten, sondern es werden meist die zunächst anstehenden Schritte erkannt. Es sind Visionen bei klarem Verstand, die zu klaren Entscheidungen und konkretem Handeln verhelfen. – Auch der Siegeskranz war ein Lorbeerkranz, der als Symbol der erkennenden Energie auf das dritte Auge gelegt wurde.

Im katholischen Alpenraum wurden am Vorabend vor Heiligdreikönig (6. Januar) mit geweihtem Lorbeer das Haus und die Stube geräuchert. Er galt als Mittel gegen »finstere Gewalten« und als Licht bringendes Sonnenkraut, denn am 6. Januar war das Ende der finsteren Raunachtszeit erreicht, in der die Unterweltswesen Zugang zur Menschenwelt hatten. Also schützte er so noch in der letzten Raunacht das Haus und die Bewohner. Gleichzeitig verhalf er in dieser Orakelzeit noch einmal zu prophetischen Träumen.

Wirkung beim Räuchern

Beruhigt den Intellekt, klärt das Denken, verhilft zur Hellsicht und visionären Schau. Schützt vor »finsteren Gewalten«. Lässt Unbewusstes dosiert aufsteigen. Unterstützt prophetische Träume. Stärkt Ausdauer und Tatkraft. Hilft bei persönlichen Wachstums- und Erkenntnisprozessen.

Ernte

Zum Räuchern werden die Blätter verwendet. Lorbeer lässt sich am besten an einem sonnigen Tag ernten oder im Gewürzhandel kaufen.

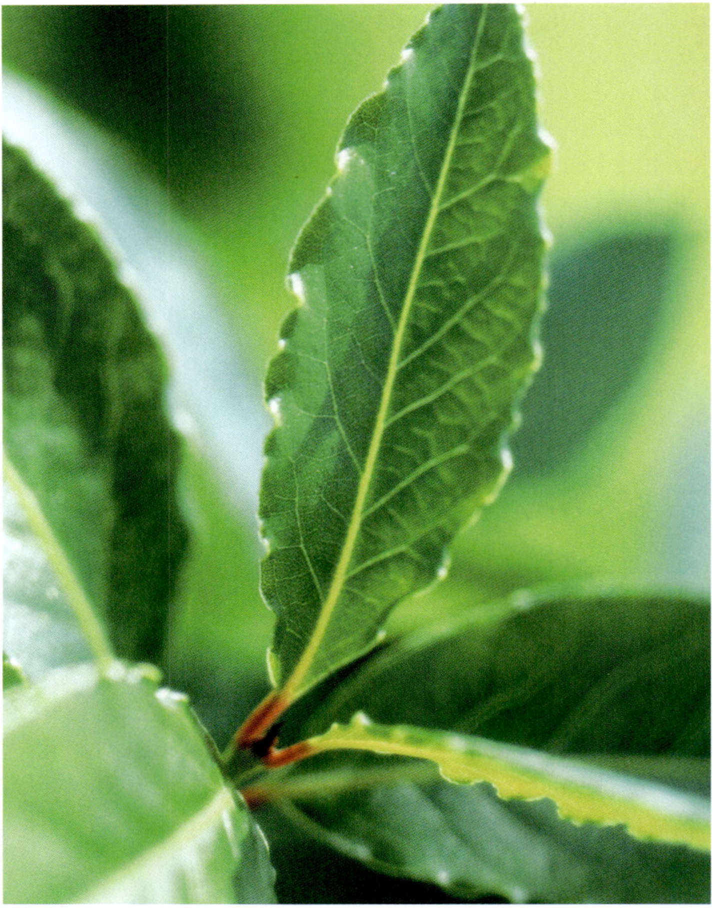

Herkunft und Anbau

Der Lorbeer ist im Mittelmeergebiet weit verbreitet. Im nördlichen Europa ist er nicht winterhart, kann aber als Kübelpflanze gezogen werden, die den Winter in hellen, aber kühlen Räumen überdauert.

Mädesüß
Filipendula ulmaria

Flauschig, aufrecht und weiß steht das Mädesüß an Bach-
läufen und Teichen. Biegsam wiegt es sich im Wind. Der
intensive bittermandelartige Geruch lässt in mir alte Kind-
heitserinnerungen an Kaufladen und Kaugummi aufsteigen.

Was die Birke unter den Bäumen, ist das Mädesüß unter
den Kräutern: ein junges Mädchen, sich selbst noch nicht
ganz bewusst, tief im Seelenwasser wurzelnd, den Körper
wiegend im Wind, den Kopf hoch zum Himmel gereckt.
Es ist eine Pflanze des (Neu-)Anfangs. In ihr wirken Mond,
Jupiter und Merkur. Dem Mond sind die Flüssigkeiten, insbesondere die Milch, zugeordnet.

Deshalb ist das Mädesüß eine Heilpflanze des Milch-
viehs. Früher wurden Kühe und Ziegen mit ihm geräuchert
und die Euter mit dem Absud gewaschen. Auch die Bienenstöcke wurden mit der Blüte des Krautes ausgewischt.
Daher wird es auch Impenkraut genannt. Das Mädesüß
eignet sich generell für Waschungen zur energetischen Reinigung – übrigens auch beim Menschen.

In der Volksmedizin hilft es bei rheumatischen Erkran-
kungen und wird wegen seiner harn- und schweißtrei-
benden Wirkung in Grippetees gemischt. Im Volksglauben
zieht es das Glück an, und da es ein Symbol der Unschuld
ist, glaubte man, dass es Diebe anzeigen könne. Obwohl
das Mädesüß schwach giftige Glykoide enthält, wurden
seine Wurzelknollen gegessen. Auch als Zusatz im Met,

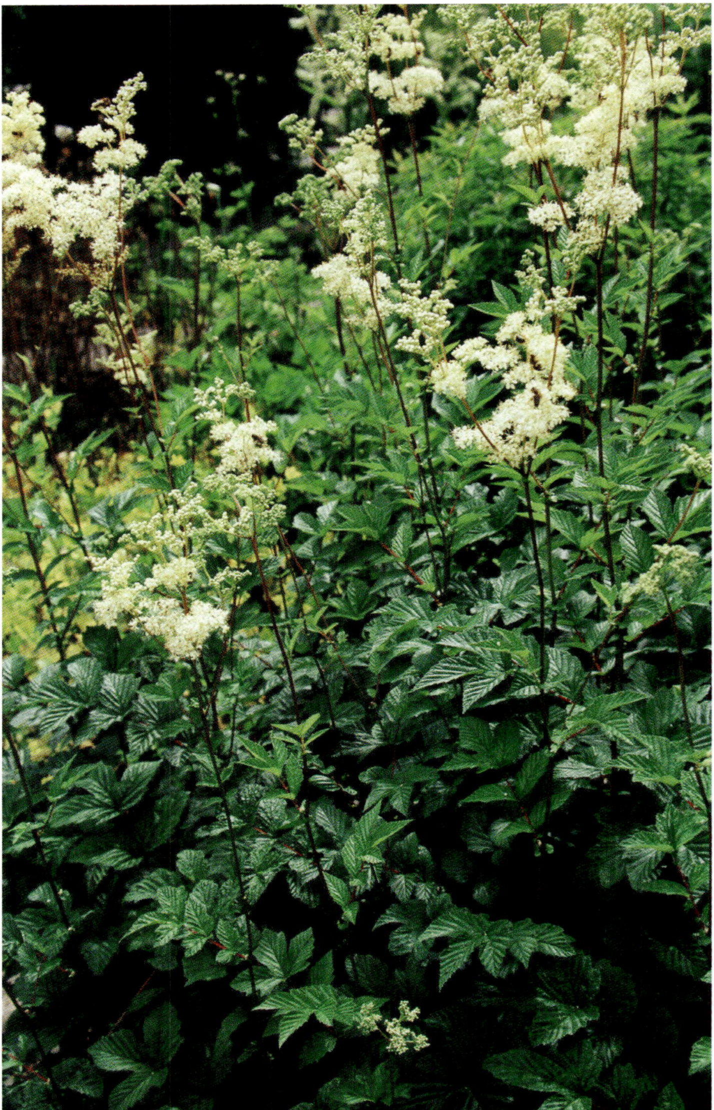

einem bierähnlichen Getränk, fand es Verwendung. Bei all diesen Anwendungen war es wichtig, dass das Mädesüß, auch Sonnwendwedel oder Sunnawendfäden genannt, zur Sonnenwende geerntet wurde.

Beim Räuchern hilft es, Altes loszulassen und neu zu beginnen. Es lässt unser inneres Kind wieder unbeschwert lachen. Alte Verhärtungen werden abgebaut, und die Gefühle kommen in Fluss. Es ist ein Kraut der jungen Mädchen, als Ritualpflanze für die Zeit der ersten Blutung, den Übergang zum Frausein. Zusätzlich fördert es wie alle Mondpflanzen die Intuition und die Träume. Das Mädesüß lässt sich allein oder in passender Kombination, zum Beispiel mit Kamille, Beifuß, Holunder, Lavendel, Myrrhe oder Fichtenharz, räuchern.

Wirkung beim Räuchern

Für Neuanfänge, Neubeginn. Ritualpflanze für junge Mädchen beim Übergang zum Frausein. Fördert die Intuition und das Traumbewusstsein.

Ernte

Verwendet werden die aufgeblühten Blüten. Das Mädesüß wird oft von einem weißen Pilz befallen. Beim Sammeln also darauf achten, dass die Pflanzen gesund sind.

Magischer Zeitpunkt:

Sommersonnenwende oder eine warme Sommervollmondnacht.

Herkunft und Anbau

Häufig vorkommende heimische Staude. Liebt leicht feuchten Boden, wächst bevorzugt in Gewässernähe. Im Garten kann man die bis zu 1,60 m hohe attraktive Staude an den Teichrand pflanzen. Sonne – Halbschatten.

Mariengras
Hierochloe odorata

Wem geht beim Geruch von frisch getrocknetem Heu nicht das Herz auf? Dieser typische Duft von Sommerabenden, wenn die Bauern vor einem abendlichen Gewitter das Heu einfahren, ist auf das Mariengras (Hierochloe odorata) oder das häufiger anzutreffende Ruchgras (Anthoxanthum officinalis) zurückzuführen. Der süßliche Cumaringeruch des Grases eröffnet sich jedoch erst, ähnlich dem Waldmeister, beim Trocknungsprozess.

Es gibt drei Arten von duftendem Gras: Das Mariengras ist in ganz Eurasien heimisch und wächst in Niedermooren und auf feuchten Böden. Es wird bis zu 70 cm hoch und ist häufig in Polen und Norddeutschland zu finden. Für den Heuduft der Sommerwiesen ist das Ruchgras verantwortlich. Es wird bis zu 50 cm hoch und liebt Magerwiesen, aber auch lichte Wälder. In den Hochalpen und in den Tundren Eurasiens wächst das Alpenruchgras (Anthoxanthum alpinum), das wie alle hochalpinen Pflanzen etwas gedrungener ist und nur bis zu 25 cm lang wird. Alle drei Arten sind ausgesprochen widerstandsfähig. Es ist allerdings nicht immer leicht, das Mariengras vom üblichen Gras zu unterscheiden.

Diese duftenden Gräser waren unseren Vorfahren heilig. Zu Fronleichnam und anderen kirchlichen Festen wurde es auf den Boden gestreut. Die Sage erzählt, dass es das Gras war, auf dem das Jesuskind in der Krippe lag, und es daher seinen guten und Frieden bringenden Geruch erhielt.

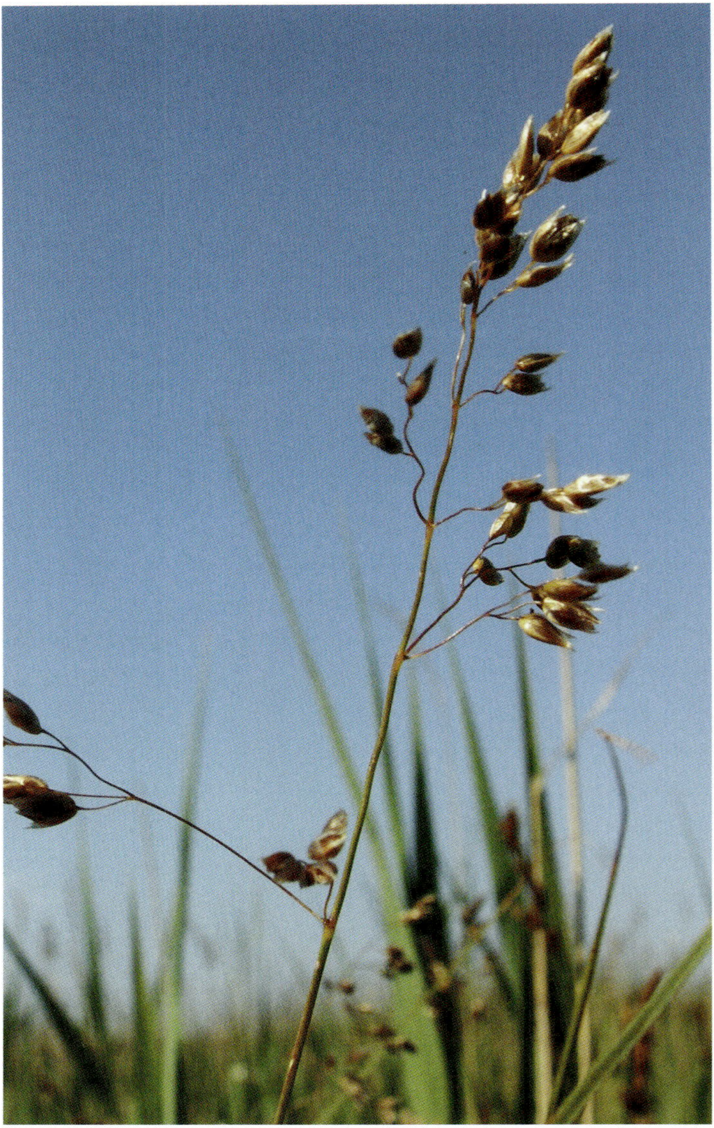

Früher war es ein Bestandteil des »Liebfrauen Bettstrohs«, das den Wöchnerinnen ins Lagerstroh gegeben wurde. Auch Kinder, Kranke und Sterbende durften sich auf diesem duftenden Gras zur Ruhe legen. Das war sehr sinnvoll, denn der süße, waldmeisterartige Geruch hat eine tröstende Wirkung, entspannt und beruhigt. Dazu kommt eine medizinische, bakteriostatische Wirkung, die das Ausbreiten von Bakterien hemmt. Allerdings muss erwähnt werden, dass die Cumarine, die im Gras wirken, eine Blut verdünnende und die Blutgerinnung hemmende Eigenschaft haben. Deshalb ist bei Blutungsneigung das Anwenden des Grases nicht geeignet.

Bevor das Mariengras den Namen der Gottesmutter bekam, nannte man es nach der germanischen Wonnegöttin »Fraya«. Es war ihr geweiht und hieß Frayagras oder auch Frayahaar. Ihr zu Ehren wurden mit ihm Rauchopfer dargebracht. Fraya war eine beliebte Göttin im Volk, die Wachstum, Liebe und Fruchtbarkeit symbolisierte. Ihr Gefährt wurde von zwei Katzen gezogen. Ein weiterer Name für sie war »Wolkenwasserfrau«.

In einem Tiroler Märchen verwandelt sich die Göttin in eine Katze und verschenkt Wunschgaben und »duftendes Gras«. In einer skandinavischen Sage wird erzählt, dass Fraya, die Maikönigin, den Menschen, die sie in der Natur trifft, Büschel mit angenehm riechendem Gras überreicht.

Der Freitag ist Frayas Tag und so wurde häufig an Freitagen gehochzeitet, um ihre Gunst zu erlangen. Mariengras blüht im Mai und es wurde wie der Waldmeister verwendet, um Liebestränke zuzubereiten. Die Waldmeisterbowle ist wohl noch ein Nachklang davon. Zur Steigerung der Liebeslust legte man das Gras unter das Kopfkissen und

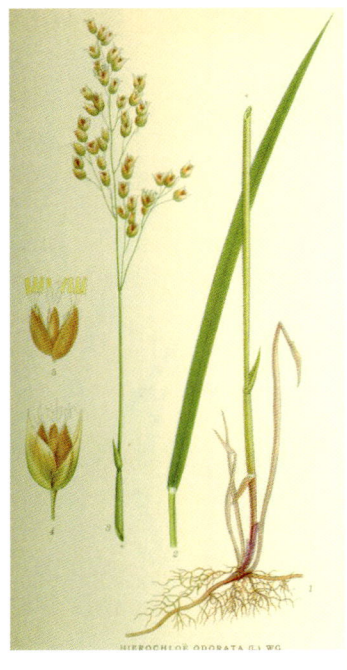

HIEROCHLOE ODORATA (L.) WG

in einem alten Rezept von 1456 wurden sieben Kräuter, darunter auch das Mariengras, für die sieben Gestirne auf neunerlei Holz gekocht und zu einer Liebessalbe verarbeitet.

Das Heilige Gras (= Hierochloe) war das Lieblingsfutter der europäischen Auerochsen und ihnen geweiht. Die amerikanische Schwester des Mariengrases ist das Sweetgras, das einen kräftigeren Geruch hat. Es wird von der indianischen Bevölkerung seit Jahrtausenden für ihre Zeremonien verwendet. Auch dort ist es den mit den Auerochsen verwandten Büffeln geweiht und lockt beim Verräuchern friedvolle Geister an. Für die Heilige Pfeife ist es Bestandteil der Rauchmischung (»Kinnikinnik«) und verhilft dort zu einem friedvollen Geist. Alle Dinge, die wachsen und sich vermehren, sollen durch den Rauch des Sweetgrases gezogen und damit gesegnet werden.

Wirkung beim Räuchern

Segnend, herzöffnend, Frieden bringend. Lust- und Fruchtbarkeit steigernd. Tröstend, entspannend und beruhigend. Zieht gute Geister an.

Ernte

Im Frühling (Mai) oder im August, jedenfalls bevor das Gras im Oktober abwelkt. Man kann die langen Halme zu Zöpfen flechten und sie so ohne Räucherkohle verglühen lassen. Wichtig ist dabei die Luftzufuhr.

Herkunft und Anbau

Mariengras und Ruchgras sind heimisch. Mariengras bevorzugt feuchten Boden, Ruchgras dagegen Magerrasen. Inzwischen kann man Mariengras in speziellen Kräutergärten kaufen, unter anderem bei der *Blumenschule* in Schongau.

Minze
Menta piperita

Der Geruch und der Geschmack der Minze begleiten uns von Kindesbeinen an in Kaugummis, Bonbons, Tees, Getränken, Zahnpasten. Wir schnuppern sie in Erfrischungstüchlein, als Geruchsnote in Rasierwasser und in bestimmten Schokoladensorten. Trotz dieser engen Verbindung zum menschlichen Alltag kommt es mir jedoch so vor, als ob hierzulande die Minze niemals den Stellenwert einnahm, den sie in wärmeren Regionen hatte und hat.

Die Minze ist eine uralte Kulturpflanze. Pfefferminze (Menta piperita) und krause Minze (Menta crispa) wurden bereits in der Antike zu Heilzwecken angebaut. Auch in romanischen Ländern hatte sie als Heilpflanze großes Ansehen, sie wurde beispielsweise als fiebersenkendes Mittel eingesetzt. Um sie an ihre Heilkräfte zu erinnern, sprach man sie schon beim Ernten darauf an: »Guten Tag, Minze, ich grüße dich, ich habe das Fieber und du hast es nicht; ich bringe dir Brot und Salz, damit du mein Übel heilst.«

Im Germanischen wird die Minze im Volksbrauchtum und in der Volksmedizin nur wenig erwähnt, obwohl nördlich der Alpen einige heimische Minzarten wachsen. In meiner südbayrischen Heimat kommt die Rossminze (Menta silvestris) mit ihren weich behaarten Blättern vor. Als Kinder verwendeten wir sie als Rauchtabak. Sie ergibt auch einen schmackhaften Tee, der Magen-Darm-Unwohlsein lindert. Sehr häufig wächst die Rossminze an feuchten, halbschattigen Wiesen und Waldrändern. Das Weide-

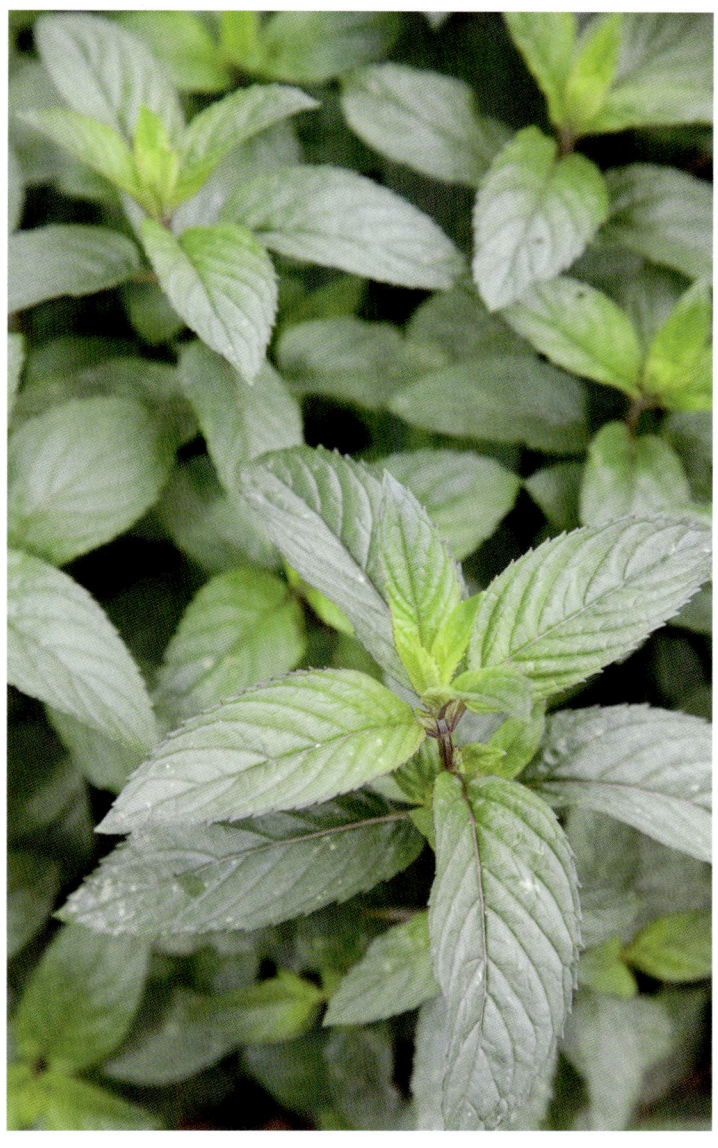

vieh verschmäht sie, und so sehen die Bauern in ihr oft nur ein Unkraut.

Weitere heimische Minzarten sind die Ackerminze (Menta arvensis) und die Wasserminze (Menta aquatica), die in Bächen und feuchten Gräben wächst. Alle heimischen Minzen mögen es gerne feucht und nehmen dafür auch Halbschattenplätze in Kauf. In manchen Gegenden wird die Minze in den Kräuterbuschen gebunden, und ihr wird nachgesagt, dass die Geister vor ihrem frischen Geruch fliehen. Viel mehr konnte ich jedoch im Volksbrauchtum nicht über sie ausfindig machen. Vielleicht ist es ihre kühlende Eigenschaft, die sie in den warmen Ländern so beliebt macht und ihr in den kälteren, nördlichen Regionen weniger Bedeutung zukommen lässt.

In Gärten ist die Minze bis heute eher selten zu finden, obwohl sie sich einfach kultivieren lässt und ein schmackhaftes Gewürz für Salate, Süßspeisen, aber auch für Gemüse, Fleisch und Fisch ist. Der Minztee, ein beliebtes Getränk, kann im Sommer kalt getrunken werden und ergibt mit Zitrone gemischt einen ausgezeichneten Durstlöscher. Inzwischen gibt es in den Gärtnereien sehr viele unterschiedliche Minzsorten und langsam öffnen sich auch die privaten Gärten für diese große Pflanzenfamilie.

In meinen Kursen höre ich oft die Frage, ob man mit Minze auch räuchern darf, wenn man gerade homöopathische Mittel zu sich nimmt. Diese Frage möchte und kann ich nicht allgemein beantworten, da es ganz auf das natürliche und persönliche Verhältnis des einzelnen Menschen zur Pflanzenpersönlichkeit der Minze ankommt. Es ist jedoch wichtig, die immense Kraft der Minze zu sehen. Sie wirkt sehr stark reinigend im feinstofflichen Bereich.

Und die Homöopathie, deren Kräfte sie neutralisieren und verändern kann, wirkt ebenfalls auf diesen Bereich. Auf energetischer Ebene ähnelt ihre Reinigung einem Bad in einem eiskalten Bergbach. Es ist wie ein kleiner Schock, durch den wir ins Hier und Jetzt gezogen werden. Dabei schließt sich das Unterbewusstsein, und man wird ganz in die jetzige Inkarnation geholt.

Bei Reiseübelkeit und Schwindel, die eine Instabilität unserer inneren Mitte signalisieren, kann ein Tropfen Minzöl, auf die Zunge gegeben, helfen. Dadurch kommen der feinstoffliche und der physische Körper wieder in Balance. Kopf- und Nackenschmerzen können mit dem Einmassieren von Minzöl gelindert werden. Als Wundöl kühlt Minze auf Schürfwunden und Insektenstichen. Nur auf die Schleimhäute darf man damit nicht kommen – das brennt fürchterlich! Medizinisch gesehen beruhigt und entspannt sie jedoch die Magen- und Darmschleimhäute, fördert die Gallenbildung in der Leber und erleichtert so die Verdauung. Die Minze ist also ein Muss in der Hausapotheke. Die Libido allerdings erkaltet durch sie, sodass sie bei erotischen Abenteuern lieber wegzuschließen ist…

Wirkung beim Räuchern
Erfrischend, erweckend, reinigend. Klärt die Gedanken, energetisiert Körper und Geist. Hilft, den Alltag energievoller anzugehen und mehr im Hier und Jetzt zu sein.

Ernte
Man kann die Pflanze kurz vor der Blüte ernten. Zum Räuchern nehmen wir alle getrockneten, oberirdischen Teile, die Blätter und die Stiele.

Herkunft und Anbau

Es gibt mehrere heimische Arten, zum Beispiel die Rossminze, die Wasser- und die Ackerminze, die allesamt sehr
häufig vorkommen. Im Garten eignen sich alle Arten der
inzwischen mannigfaltigen Minzsorten auf dem Markt.
Minzen neigen zum Wuchern, mögen fette, nicht ganz aus-
trocknende Böden und Sonne bis Halbschatten.

Minzen wegen Überwucherungsgefahr durch ihre un-
terirdischen Ausläufer nicht ins Kräuterbeet pflanzen, sondern am besten dorthin, wo man sie außen herum abmä-
hen kann.

Mistel
Viscum album

Wer die Comic-Hefte von Asterix dem Gallier kennt und Miraculix, den Druiden, der die sehr seltenen Eichenmisteln mit seiner goldenen Sichel schneidet, der weiß viel über das alte Mistelritual. Die Autoren der Hefte haben genau recherchiert.

Plinius (geb. 23 n. Chr.) der Geschichtsschreiber der Römer, schrieb sehr detailliert über den Mistelritus der Gallier: »Die Priester der Gallier, die Druiden, kennen nichts Heiligeres als die Mistel und den Baum, worauf sie wächst. Besonders wenn dies eine Wintereiche (Robur) ist. Sie verehren den Baum aufs Höchste und betrachten alles, was darauf wächst, als Himmelsgabe. Man findet die Mistel aber nur selten auf ihr. Wenn man sie findet, wird sie mit großer Feierlichkeit geholt und vor allem am 6. Tag nach Neumond. Nachdem sie unter dem Baum die gehörigen Opfer und Mahlzeiten veranstaltet haben, führen sie zwei weiße Stiere herbei, deren Hörner dann zunächst bekränzt werden. Der Priester, mit weißem Kleide angetan, besteigt den Baum und schneidet mit goldener Sichel die Mistel ab. In einem weißen Mantel wird sie aufgefangen. Dann schlachten sie die Opfertiere mit dem Gebet, die Gottheit möge ihre Gabe denen günstig werden lassen, welche sie damit beschenkt haben. In den Trank getan, solle die Mistel alle unfruchtbaren Tiere fruchtbar machen und ein Heilmittel gegen alle Gifte sein.«

Das Prinzip, das hinter diesem alten Ritus stand, war

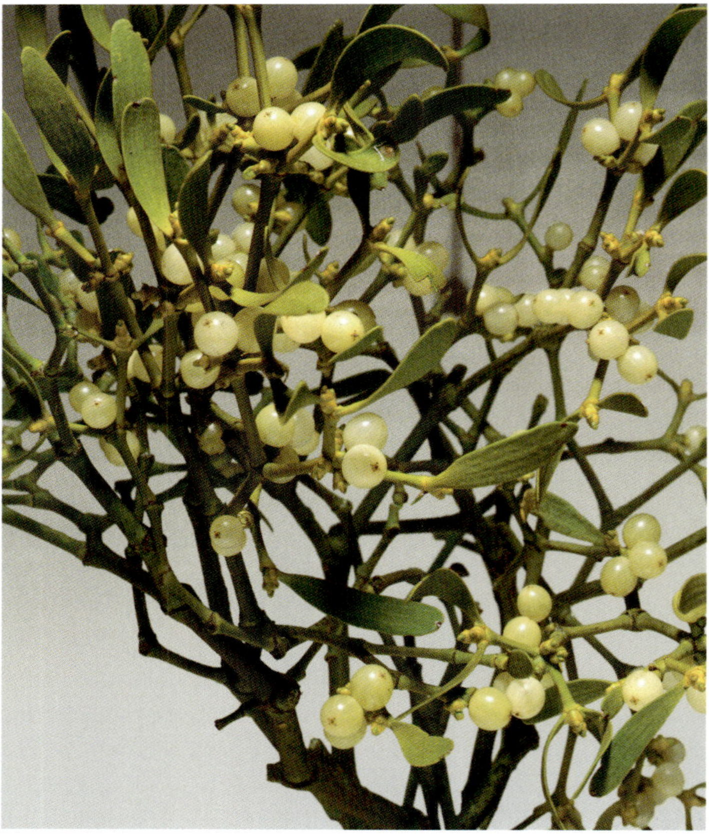

die Einverleibung des göttlichen Prinzips durch den Trank. Zuvor wurde mit der Eiche, die den Gott Donar verkörperte, ein Versöhnungsmahl gefeiert, um dann einen Teil ihres göttlichen Wesens, die Mistel, abzuschneiden und als Heiltrank zu trinken. Die Mistel ist der Teil des Baumes (sie wurde früher nicht als eigenständige Pflanze gesehen, sondern als ein Teil des Wirtsbaumes), der nicht mit der Erde verwurzelt ist. Sie ist also auf ihre Weise ein himmlisches Wesen und darf mit der Erde nicht in Berührung kommen, da sonst ein Teil ihrer Himmelsenergie in die Erde abfließt und neutralisiert wird.

Die Mistel fasziniert die Menschen schon seit langer Zeit. Es wurden sogar in Schweizer Pfahlbauten der Stein- und Bronzezeit Mistelsamen gefunden. Obwohl immerzu von der »goldenen Sichel« gesprochen wird, liegt der Schluss nahe, dass sie in Wirklichkeit eine bronzene war, denn mit einer Sichel aus Gold lässt sich das zähe Mistelholz schlecht schneiden. Trotzdem liegt Gold als Metall und Farbe der Sonne der Mistel nahe. Sie war die Pflanze der Wintersonnwende und beim Trocknen wird ihr Laub golden. Wahrscheinlich war sie der »goldene Zweig«, den zu beschaffen die antike Orakelfrau Sybille den Aeneas bat, um damit in die Unterwelt zu gelangen. Im Volksaberglauben des Mittelalters entstand daraus der Glaube, dass die Mistel sich zum Finden und Öffnen von Schätzen eigne.

Ein anderer Aberglaube war, dass die Misteln dort auf Bäumen wachsen, wo die »Trud« oder die Hexen sich von ihren Flügen ausruhen. Die Mistel wächst als Schmarotzerpflanze auf fast allen Baumarten. Besonders häufig ist sie auf Pappeln und Obstgehölzen zu finden, sehr selten jedoch auf Eichen. Ich selbst habe Misteln auf wilden Rosen wachsen sehen, eine Eichenmistel ist mir jedoch noch nie begegnet.

Ungewöhnlich an ihr ist, dass sie »gegen die Zeit« wächst, das heißt, sie fruchtet im Winter. Außerdem wächst sie gerne auf Bäumen, die an schwierigen Plätzen stehen – mit vermehrter Erdstrahlung, Wasseraderkreuzungen oder kosmischen Strahlungsfeldern. Die Mistel hat eine hohe

Eigenschwingung und nimmt dazu noch die Essenz des Baumes auf, auf dem sie vorkommt. Wir müssen also stets berücksichtigen, auf welcher Baumart sie wächst. um ihre jeweilige Heilkraft einordnen zu können. Immer häufiger wird beispielsweise in der Medizin die Mistel zur Krebstherapie verwendet. In der anthroposophischen Heilkunde achtet man deshalb darauf, dass die vom Krebs befallenen Organe in Korrespondenz mit der Energie des Wirtsbaumes stehen. Die Mistel des Apfelbaumes, der für das Weibliche steht, wäre demnach zur Therapie bei Brustkrebs geeignet usw.

Hauptsächlich wirken in der Mistel die Planetenkräfte des Mondes und des Saturns. Beim Räuchern hat sie die Kraft, negative Schwingungen aufzunehmen und zu wandeln. Sie wirkt wie ein Transformator, der langsame, träge Schwingung in schnellere, höhere umwandelt. Daraus ergeben sich eine stark schützende Kraft und die Möglichkeit, Licht zu mehren. Gleichzeitig öffnet sie als »goldener Schlüssel« die Pforten des Unbewussten, um Licht hineinzubringen und zu erhellen. Sie hilft uns, unsere Traumbilder besser zu verstehen, und wirkt auch hierbei wie ein Schlüssel, der die Bilder entschlüsselt.

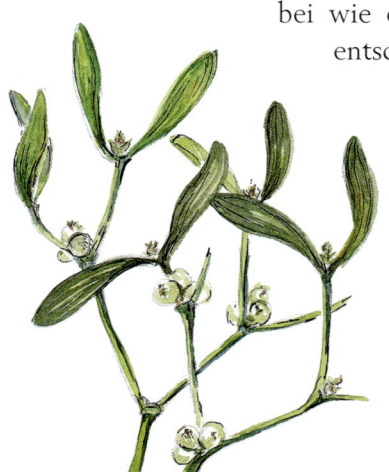

Früher wurde sie auch als »Tarnkappe« benutzt, das heißt, sie hilft, unscheinbar zu sein, wenn wir nicht wahrgenommen werden wollen. Sie hat keinen starken Eigengeruch und eignet sich zum Mischen mit Beifuß, Wacholder, Eisenkraut, Mädesüß und Fichtenharz.

Wirkung beim Räuchern

Verwandelt langsame, negative Schwingung in lichte, höhere. Hilft bei der Traumdeutung. Eröffnet innere Schätze, indem sie Licht ins Unbewusste bringt. Wenn wir wollen, können wir mit ihr unbemerkt bleiben.

Ernte

Zum Räuchern nehmen wir alle Teile der Mistel. Wir können sie von Bäumen schneiden, auf denen sie häufig wächst, zum Beispiel Pappeln und Obstholz. Misteln auf anderen Baum- oder Straucharten wegen großer Seltenheit bitte stehen lassen! – Zum Sammeln eignet sich Herbst bis Frühjahr.

Magischer Zeitpunkt:
Vollmond- oder Neumondnacht oder Samhain.

Herkunft und Anbau

In ganz Nordeuropa heimisch und häufig wild zu finden. Der Anbau ist eher schwierig. Sie verbreitet sich durch Vögel, die die Beeren fressen und die Kerne mit dem Kot ausscheiden. Wenn man sie auf Bäumen im Garten haben will, kann man versuchen, die klebrigen Beeren auf die Äste zu streichen. Ich persönlich bin jedoch der Meinung, dass die Misteln da wachsen sollen, wo sie sich natürlicherweise ausbreiten.

Quendel
Thymus pulegioides

Auf kargen Bergwiesen und an steinigen Wegrändern wächst der niedrige, polsterbildende Quendel. Seine zartrosa Blüte wird gerne von Bienen und Hummeln umworben. Wir finden ihn an heißen, trockenen und kargen Plätzen. An den steinigen Wegrändern fahren immer wieder Traktoren über ihn hinweg, doch er steht da, als ob ihm das nichts anhaben könne. Ich bewundere seine Zähigkeit, seinen Mut und die Willensstärke, die ihn an solchen Plätzen überleben lässt.

Die Sonne und die Hitze, die er im Außen so liebt, trägt er auch in sich. Dies drückt sich in seinem scharf-würzig-warmen Geruch und Geschmack aus. Dieses Lebensfeuer und seinen Mut gibt er beim Räuchern an uns weiter. Er stärkt unsere Abwehrkräfte, wirkt antiseptisch und stärkt unser Durchhaltevermögen.

Lebenssaft saugende Ungeziefer meiden ihn und so vertreibt er auch beim Räuchern Bakterien, Läuse, Mücken oder andere körperlose, saugende und Kraft entziehende Wesen. Im Volksglauben heißt es: »Der Teufel flieht vor ihm« oder »Man muss sich auf ein Quendelpolster setzen, wenn man vom Teufel verfolgt wird, dann kann er einem nichts anhaben.«

Kinder und Haustiere wurden zum Schutz vor Krankheit und dem »bösen Blick« mit ihm abgeräuchert, Säuglinge in seinem Absud zum Schutz und zur Stärkung gebadet. Am Heiligen Abend wurden die Obstbäume mit

Quendel geräuchert, damit sie den Winter ohne Schaden überdauerten. Mit ihm versuchte man, ihren Lebenswillen und ihr Durchhaltevermögen anzufeuern. Seine stärkende Kraft half auch gebärenden und stillenden Frauen. Sie tranken seinen Tee und wurden mit seinem Kraut beräuchert. Zudem war er ein Bestandteil des »Liebfrauen-Bettstrohs«, auf dem die Frauen damals schliefen. In Volksmythen wird erzählt, dass der Quendel von der Gottesmutter Maria gesegnet wurde, die mit ihrem Kind auf ihm ausruhte.

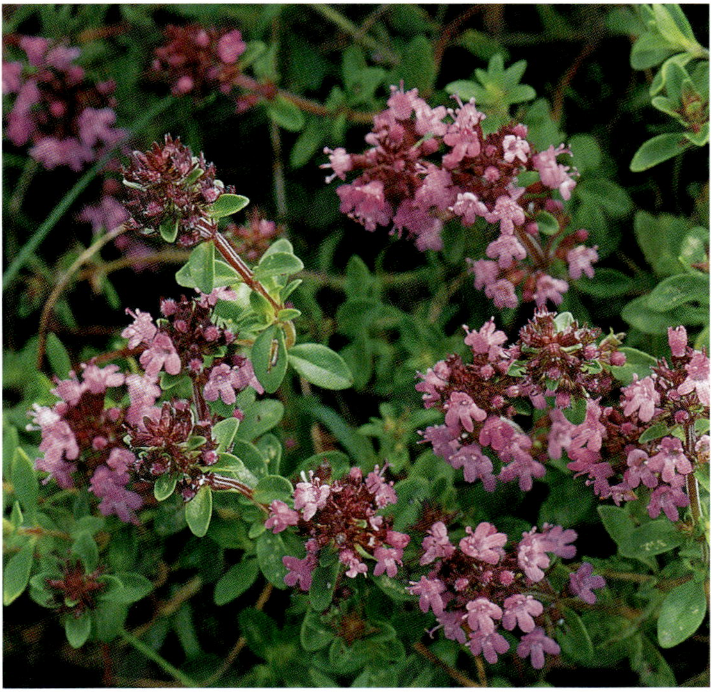

Einer seiner alten Namen ist »matris animula« – »Seelchen der Mutter« oder dänisch: »Mutter Mariens sengehahlm«. In vielen ursprünglichen Kulturen werden die Frauen als nährend und lebensspendend geehrt. Es ist eine Ehre und eine Freude, diese nährende Energie zu verschenken und sie zu empfangen, denn auf diese Weise kann sie sich von selbst vermehren. In unserer modernen Gesellschaft werden diese weiblichen Qualitäten oftmals nicht mehr entsprechend geachtet und gewürdigt. Dadurch wird die nährende Energie mehr und mehr geschwächt, und bei vielen Frauen entsteht in der Folge ein Gefühl von Ausgebranntsein (Burnout). Durch ihren eigenen moralischen Druck des »Gutseinwollens« und des häufig anzutreffenden Unvermögens, »Nein« zu sagen, geben sie letztlich mehr Lebensenergie ab, als sie zur Verfügung haben. Auf Dauer kann der Zustand des Burnout zu Depression und Angstzuständen führen.

Hier sind der Quendel und sein mediterraner Bruder, der Thymian, geeignet, um wieder Kraft zu tanken, und gleichzeitig auch, um sich mehr abzugrenzen. Dafür kann er verräuchert, als Tee oder Tinktur eingenommen oder zur Waschung verwendet werden. Der Thymian ist der aromatisch intensivere Verwandte des heimischen Quendels. In vielen Gärten wird die winterharte Staude im Kräuterbeet gezogen.

Im antiken Griechenland war er der Aphrodite, der Göttin der Schönheit und Liebe geweiht. Sein Name leitet sich vom griechischen »thymon« ab, was so viel wie »Räuchern, Darbringen eines Brandopfers« heißt. Verwandt sind die Worte »Hauch, Geist und Mut«. Auch die Altäre wurden mit diesem wichtigen Räucherkraut gereinigt.

Die hohe und helle Schwingung des Thymians bringt noch einen anderen Aspekt zum Tragen: Er beschleunigt seelische Zeitabläufe. Deshalb eignet er sich gut bei therapeutischen Rückführungen, in denen Vergangenes aufgearbeitet wird. Im Quendel wirken Venus, Saturn und Sonnenkräfte.

Wirkung beim Räuchern

Er reinigt, schützt und stärkt. Hilft, voller Mut das Leben zu bewältigen. Fördert die Abwehr und Abgrenzungskräfte.

Therapeutisch kann er zu Rückführungen genützt werden, in denen alte Verletzungen erkannt und bearbeitet werden.

Ernte

Wir benötigen das Kraut mit Blüte, an einem sonnigen Sommertag in den Morgenstunden geerntet.

Magischer Zeitpunkt:
Johannistag.

Herkunft und Anbau

Die Quendel ist eine heimische Staude und kann unbedenklich auf Bergwiesen und am Rand von Feldwegen gesammelt werden.

Thymian, der mediterrane Verwandte, ist Bestandteil des Kräuterbeets im Garten. Es handelt sich um eine winterharte, unkomplizierte Staude, die magere Böden und Sonne liebt (Gartenerde evtl. mit Sand vermischen!). Es gibt inzwischen viele unterschiedliche Züchtungen, die verschiedene Blatt- und Blütenfarben und diverse Geruchsnuancen haben.

Prinzipiell sind alle zum Räuchern geeignet.

Rainfarn
Chrysanthemum (Tanacetum) vulgare

»Welche frawen ire kynder leyphafftig und frisch behalten wöllen,
die sollen die kynder über den rauch halten dis krauts,
der benimt in alle zufelligen suchten (Seuchen) und
alle böse gespenster des teufels und mag inen nit geschaden.«
STRASSBURG 1507

Der Rainfarn ist eine etwa ein Meter hohe, gelb blühende, aromatisch duftende Wildstaude. Er liebt die Sonne und nährstoffreichen Lehmboden. Strahlungen und Spannungen aller Art können ihm nichts anhaben, und so finden wir den Rainfarn häufig an Bahndämmen, Autobahnen und unter Hochspannungsleitungen. Er ist in ganz Europa, Asien und Amerika verbreitet. Seine gelben Korbblüten sind an heißen Sommertagen über und über mit Wespen, Bienen und grün schillernden Fliegen übersät, was so gar nicht zu der Mücken und Insekten vertreibenden Eigenschaft passt, die er in trockenem Zustand hat.

In der Volksheilkunde wurde er gegen Würmer bei Mensch und Tier sowie zur Vertreibung von Ungeziefer verwendet. Diese Insekten abwehrende Kraft und der aromatische Duft stammen von seinem hohen Thyongehalt. Er ist dadurch leicht giftig und wurde im Mittelalter zur Abtreibung verwendet. Schwangere Frauen sollten den Rainfarn nicht – auch nicht zum Räuchern – verwenden, da er starke Blutungen hervorrufen kann!

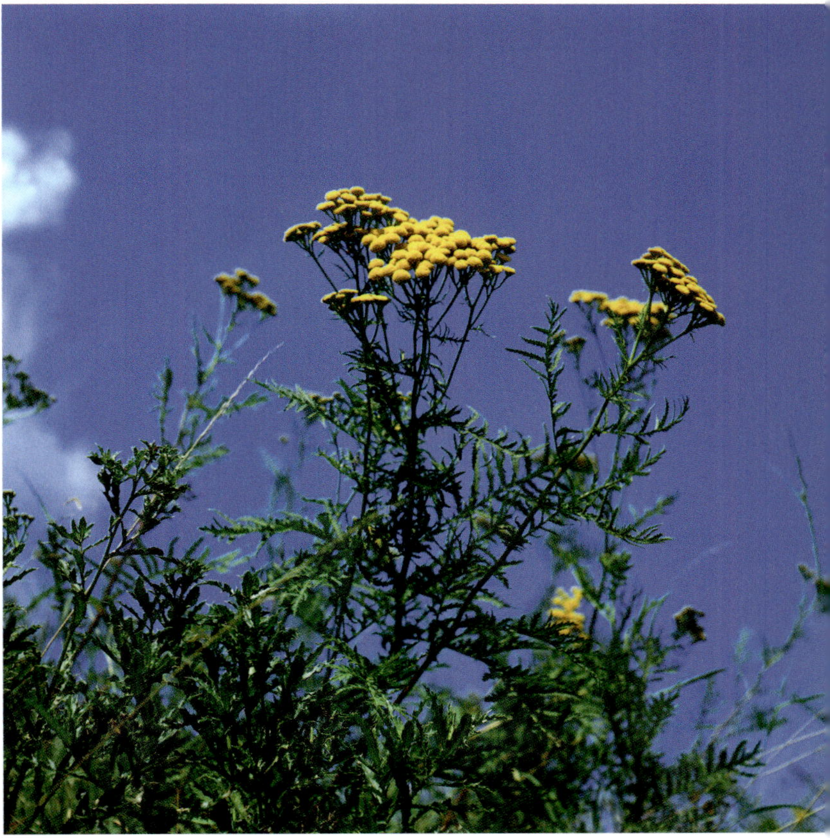

Im Mittelalter war der Rainfarn eine häufig verwendete Pflanze. Man umkränzte mit ihm zum Schutz und zur Mücken- und Fliegenabwehr die Türen und Fenster. Mit ihm wurden »Heilbrote« gebacken, die von der Jugend zu Ostern verzehrt wurden. Der Brauch dieses alten Kultgebäcks hat germanische Wurzeln und diente der Abwehrstärkung. Einer seiner Namen ist Unsterblich-

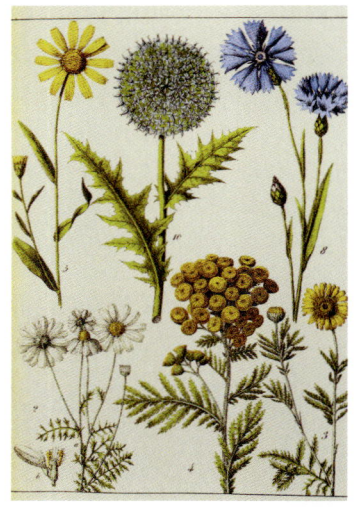

keitskraut, da er lebensverlängernd wirken soll. Dies ist wahrscheinlich auf seine das Immunsystem anregenden Eigenschaften zurückzuführen. Bei Kindern wurde mit ihm zur Vorbeugung gegen Krankheiten, zur Kräftigung und zum Schutz geräuchert. Ein weiterer Name ist Totenkraut, da man ihn in der Pestzeit zur Desinfektion im Krankenzimmer und in Pesthäusern verräucherte. Auch die Totenhemden wurden mit dem Rainfarn imprägniert, weil die Menschen damals die Vorstellung hatten, dass ansonsten die Pest mit den Würmern wieder aus den Gräbern hervorkriechen könne.

In manchen Gegenden wurde er Donner- oder Blitzkraut genannt, denn er war seit jeher ein wichtiger Bestandteil der Räucherung gegen Unwetter. Zusammen mit Beifuß, Johanniskraut, Königskerze und Eisenkraut wurde er beim Aufziehen eines Gewitters verräuchert, um Blitz und Hagel abzuwehren.

Im Rainfarn wirken Sonne, Merkur und Venus. Beim Räuchern stärkt er das Selbstbewusstsein. Er bringt Mut und hilft, mit der inneren Wahrheit nach außen zu gehen. Dazu stärkt er die Nerven und die Abwehr, sodass uns energieraubende Wesen oder Krankheiten nicht mehr belästigen.

Wirkung beim Räuchern

Stärkt Abwehr und Selbstwertgefühl, hilft mit innerer Wahrheit nach außen zu gehen, wirkt gegen Ungeziefer und Mücken. Desinfizierend in Krankenzimmern (Vorsicht: leicht giftig, Fenster öffnen!). Hilft bei aufziehenden Gewittern, Streit und angespannter Atmosphäre. Bringt Erleichterung und Ausgleich bei Elektrosmog in Computerräumen.

Zum Mischen eignet er sich mit Dost, Johanniskraut und Copal oder Weihrauch.

Vorsicht! Bei Schwangerschaft Rainfarn nicht verwenden, da Blutungsgefahr!

Ernte

Zum Räuchern verwendet man die Blätter und die Blüte. Sehr aromatisch ist der krause Rainfarn, eine Zuchtform mit attraktiven, gekräuselten Blättern.

Herkunft und Anbau

Heimische Staude in Europa, auch in Asien und Amerika verbreitet.

Liebt Sonne und nährstoffreichen Lehmboden. Breitet sich schnell aus. Wurde an Zäune gepflanzt, was die Nachbarn wegen des raschen Sichausbreitens oft nicht gerne sahen.

Rose
Rosa canina – Rosa arvensis – Rosa rosarum

»Eine Rose ist eine Rose ist eine Rose…«

Wenn wir an eine Rose denken, taucht meist das Bild einer Edelrose in uns auf. Die Entwicklung dieser Gartenrosen vollzog sich über Jahrhunderte und Rosen der ganzen Welt hatten daran Anteil. Inzwischen gibt es an die 400 verschiedene Rosenarten. Die Ur-Rosen der heutigen Gartenrosen kamen zum größten Teil aus dem Orient und zwar erst relativ spät mit den Kreuzrittern und Seefahrern, nach Mittel- und Nordeuropa. Die Zentifolia (Rosa centifolia) soll sogar erst im 16. Jahrhundert nach Deutschland gebracht worden sein.

Immer schon heimisch waren jedoch die Hundsrose (Rosa canina) und die Feldrose (Rosa arvensis) mit ihren einfachen fünfblättrigen, weißen oder rosaroten Blüten. Der Duft dieser zarten Blüte ist so intensiv, dass wir uns sogleich in ätherische Rosengärten versetzt fühlen. Wenn ich mir diese lieblichen Blüten ansehe, erscheinen sie mir wie kleine Lichtlein, so intensiv strahlen sie voll innerer Schönheit an dunklen Waldrändern und im dichten Heckengebüsch. Mit kindlichen Augen kann ich mir sofort die Elfenwesen auf den Blüten vorstellen, und auch die leuchtende Aura, die den Strauch umgibt, ist leicht wahrzunehmen.

Einst waren die Früchte der Heckenrose für das ein-

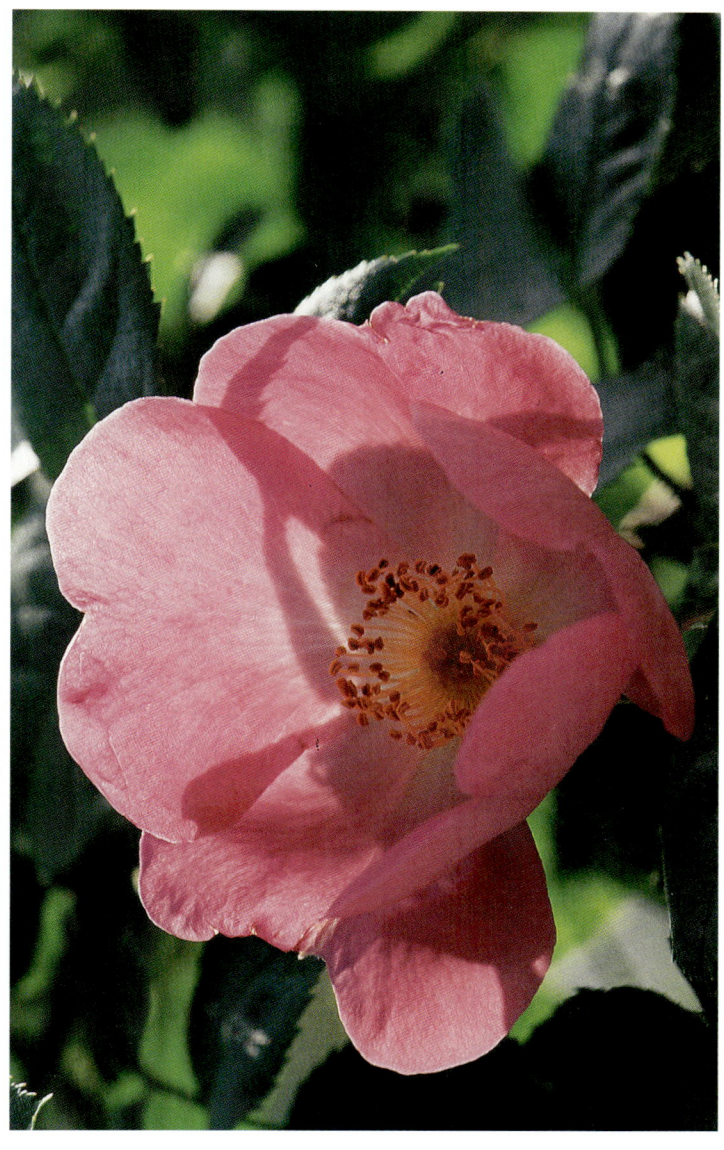

fache Volk weitaus wichtiger als ihre Blüte, denn sie diente als Nahrungspflanze, die die Menschen mit Vitamin C aus ihren Hagebutten versorgte. Hagedorn war einer ihrer Namen und in dem alten Kinderlied »Ein Männlein steht im Walde« wird keine »Elfenblüte« beschrieben, sondern das lustige Hagebuttenmännlein. Aus den Früchten wurde Hagebuttenmus gekocht, und die Kinder sammelten die Kerne für »Juckpulver«, das sie sich gegenseitig unter die Hemden steckten. Mit der Heckenrose wurden auch Butzelmännchen, Zwerge und Wichte assoziiert. Hatte nicht der Zwergenkönig Laurin einen wunderbaren Rosengarten? Vielleicht sind ja die Hecken und Rosenhaine überhaupt die bevorzugten Wohnstätten des Zwergenvolkes?

Rosengarten und Rosenacker, so hießen ehemals auch die Friedhöfe. Auf Friedhöfen gedenken die Menschen der Toten, und was liegt näher, als uns mit der wunderschönen und duftenden Blüte einer Rose zu verabschieden, die das

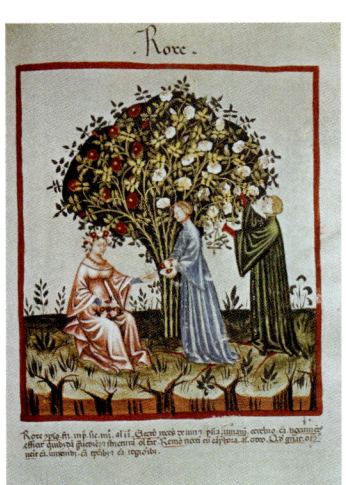

Rose

Symbol unserer Liebe ist? Auch zur Begrüßung, als Zeichen des neuen Lebens und als Gruß an das Leben selbst werden Rosensträuße zu Müttern und ihren Neugeborenen gebracht. Die Rose ist die Blume der Verliebten. Auch Bräute schmücken sich mit ihr, und wer möchte nicht gern auf Rosenblüten gebettet werden?

Eine erblühende Rosenknospe ist das Sinnbild des jungen Mädchens, das zur Frau erblüht. Darin ist die edle und schöne Rosenblüte ein Symbol der Liebe, der Reinheit, des Lebens und der Fülle. Maria, die Gottesmutter, wird in vielen Bildern mit Rosen und Lilien dargestellt. In einem Marienlied aus dem 16. Jahrhundert erblüht ein Dornenwald, als Maria ihn durchschreitet (»Maria durch ein Dornwald ging…«). In der Rose wirken die Planeten Mars (Dornen) und Venus (Blüte). Männlich und weiblich – diese Gegensätze sind in der Rose in Harmonie und Balance. Darum ist sie ein Symbol der Liebe, verbindet das Unvereinbare und verschenkt ihre sanfte Kraft.

Selbstverständlich gehören Rosenblütenblätter in jede Liebesräucherung, aber auch in segnende Räucherungen, denn sie segnet das Leben in all seinen Facetten. In Räuchermischungen, die sehr gegensätzliche Themenkreise berühren, kann sie als verbindende Kraft hineingegeben werden.

Wirkung beim Räuchern

Schafft Verbindung und Versöhnung. Besänftigt. Fördert harmonische Beziehungen. Weiht und segnet. Ein Muss in jeder Liebesräucherung.

Ernte

Man nimmt die Blütenblätter duftender und ungespritzter Rosen kurz nach dem Aufblühen der Blüte. Beim Verräuchern haben die Blütenblätter leider keinen starken Eigengeruch.

Herkunft und Anbau

Heimisch sind die Feld- und die Hundsrose. Die Gartenrosen haben sich über Jahrhunderte mit Rosen aus der ganzen Welt gemischt und entwickelt. Rosen lieben nährstoffreichen Boden und wachsen in Sonne und Halbschatten. Es gibt inzwischen bis zu 400 verschiedene Arten auf dem Markt.

Rosmarin
Rosmarinus officinalis

Wer kennt nicht den Geschmack und Geruch von Rosmarin? Wir werden augenblicklich kulinarisch angesprochen und denken an südländische Küche und Sonnenschein. Dass der Rosmarin jedoch mehr als ein gutes Gewürz ist, erzählt ein Lied aus dem 16. Jahrhundert:

Ich hab heut Nacht geträumet
wohl einen schweren Traum,
es stand in meinem Garten
ein Rosmarienbaum.

Der Friedhof ist der Garten,
das Blumenbeet ist das Grab,
und dass das grüne Bäumlein
keine Blätter und Blüten hat.
Die Blüten tat ich sammeln
in einem irdnen Krug,
der glitt mir aus den Händen
und zerschlägt mir auf der Strass.

Aus den Scherben tropfen Tränen,
Tränen – rosarot.
Weiß jemand, was der Traum soll bedeuten?
Sag, Herzliebster, sag, Liebster, bist du tot?

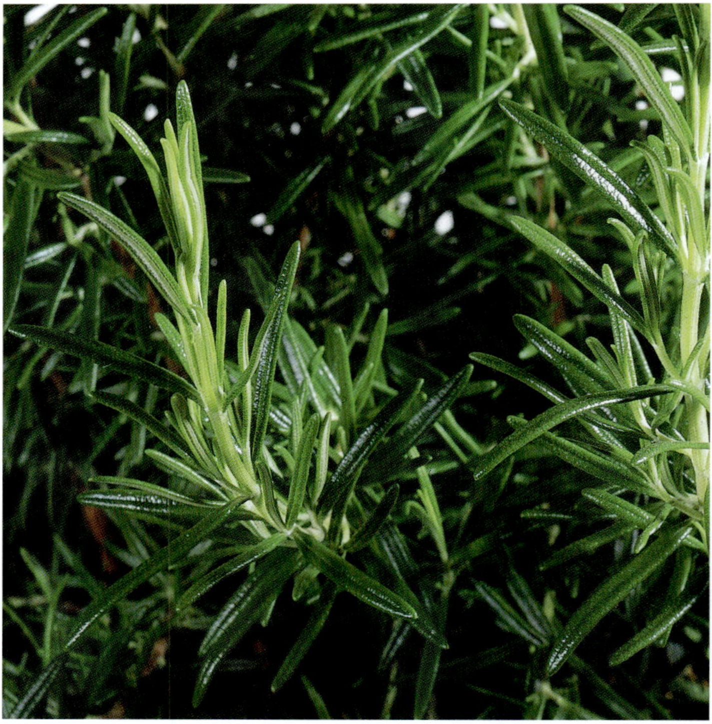

Dieses alte Lied erzählt viel über die Essenz des Rosmarin, auch wenn hier Tod und Trauer überwiegen. Im Rosmarin wirken zwei Impulse: die Liebe und der Tod. Venus und Saturn beherrschen ihn. Schon im antiken Griechenland hatte die Braut Rosmarinzweige in der Hand. Den Toten gab man sie mit in ihre letzte Ruhestätte.

Der Rosmarin war Aphrodite geweiht, der Göttin der Liebe. Es wirken im Rosmarin anregende und erregende Stoffe. Er wirkt aphrodisierend, bringt Blut in den Unterleib und in die Geschlechtsorgane und fördert die Herztätigkeit. Dazu ist er allgemein aufmunternd und erhöht die Fruchtbarkeit. Eine Vielzahl von Bräuchen kündet davon, die auch heute noch lebendig sind.

Im Hochzeitskult beispielsweise spielt er eine wichtige Rolle. Die Hochzeitsgäste bekommen Rosmarinzweiglein (teilweise auch Myrthe) angesteckt. In manchen Gegenden in Bayern trägt der Bräutigam einen Rosmarinkranz in den Händen, durch den er den Daumen steckt. Im traditionellen Brautstrauß und Brautkranz wird heute wieder der Rosmarin mit hineingebunden. In Österreich trägt die Braut Rosmarin im Schuh. Ein schöner Brauch kommt aus der Altmark, wo die Burschen von Haus zu Haus ziehen und den Mädchen die Füße mit Rosmarinwein waschen.

Früher wurde der immergrüne Rosmarin auch als Lebensrute eingesetzt. Beim Kathreinentanz (25. Nov.) »pfefferte« (peitschte) ein Tänzer alle Mädchen mit dem Zweig, um dadurch die fruchtbarkeitsbringenden Lebenssäfte anzuregen.

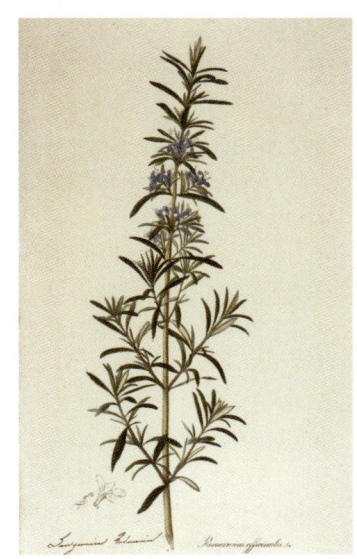

Die andere Seite des Rosmarin sind die Sehnsucht und die Trauer, das Abschiednehmen von einem lieben Menschen, der Tod. In seiner Heimat wird der Rosmarin auch im Totenkult verwendet: Die Toten werden mit Hilfe eines Rosmarinzweigs mit Weihwasser besprengt. In

Italien tragen die Beerdigungsgäste einen Rosmarinzweig mit sich, der anschließend in das Grab gelegt wird. Und in alten Zeiten besagte ein verbreiteter südländischer Aberglaube, dass es einen Toten in der Familie geben würde, wenn ein Rosmarinstock verdörrt.

Der Rosmarin liebt sonnige Plätze. Seine verholzten Zweige halten der Hitze stand und können auch mal Trockenheit aushalten. Schon seit dem Altertum nimmt man ihn zum Räuchern her. Bei Liebesräucherungen wirkt er herzöffnend und anregend. Bei Sehnsucht und Trauer hilft er loszulassen. Er weiß um Sterbeprozesse, Tod und Unterwelt und ist ideal für Übergangsriten aller Art. Er kann durch Depression und Traurigkeit zurück zum Leben, Lachen und zur Lebendigkeit führen. Außerdem hilft er (ähnlich der Fichte), alte Wunden aufzudecken und zu heilen.

Wirkung beim Räuchern
Herzöffnend, aphrodisierend, anregend, geeignet für Liebesräucherungen.

Hilft beim Trauern, unterstützt das Loslassen, führt durch Depressionen. Gut geeignet für Übergangsriten aller Art.

Ernte
Zum Räuchern verwendet man die Blätter und Triebspitzen.

Herkunft und Anbau
Beim Rosmarin handelt es sich um eine mediterrane Staude, die Sonne und sandige Böden liebt. Auf der Nordseite der Alpen ist er bedingt winterhart. In Gegenden, in

denen der Winter mit trockener Luft und scharfen Frös-
ten einhergeht, übersteht er die Winter nur schwer. In Gegenden mit wärmeren und feuchten Wintern kann er jedoch sehr alt werden.

Salbei
Salvia officinalis – Salvia apiana

»Wer auf Salbei baut – den Tod kaum schaut.«

Der Salbei ist heute in der Volksheilkunde fast nur noch als Hustentee bekannt. Darüber hinaus hat er jedoch weitere Heilwirkungen, die in Vergessenheit geraten sind: Lange Zeit wurde er für die verschiedensten Probleme wie Nachtschweiß, Zahnfleischentzündungen, Darmerkrankungen verwendet und in der Frauenheilkunde als Uterusmittel bei Unfruchtbarkeit ebenso wie zur Empfängnisverhütung angewandt. Der Grund dieser Vielfalt liegt darin, dass im Salbei unterschiedlichste Substanzen wirken, die in anderen Heilpflanzen teilweise die Hauptwirkstoffe ausmachen.

Der Salbei besitzt beispielsweise Eigenschaften, die in unterschiedlicher Weise auch im Teebaum, Rosmarin, Eukalyptus, Kampfer, Thuja und Wermut wirken. Zusätzlich kommt dazu noch sein eigener Hauptwirkstoff Salvin zum Tragen. Kein Wunder also, dass die Mönche des Mittelalters über den Salbei wie folgt schrieben: »Cur moreatur homo, cui salvia crescitin?« – »Warum stirbt der Mensch, dem Salbei wächst im Garten?«

Beim Räuchern ist der Salbei ein ausgezeichnetes Reinigungskraut. Er klärt und reinigt die Atmosphäre von Häusern, Räumen und auch die Aura, indem er störende und stressbeladene Energien einfach hinausdrängt. Dadurch werden wieder Zentrierung und Konzentration möglich. Wich-

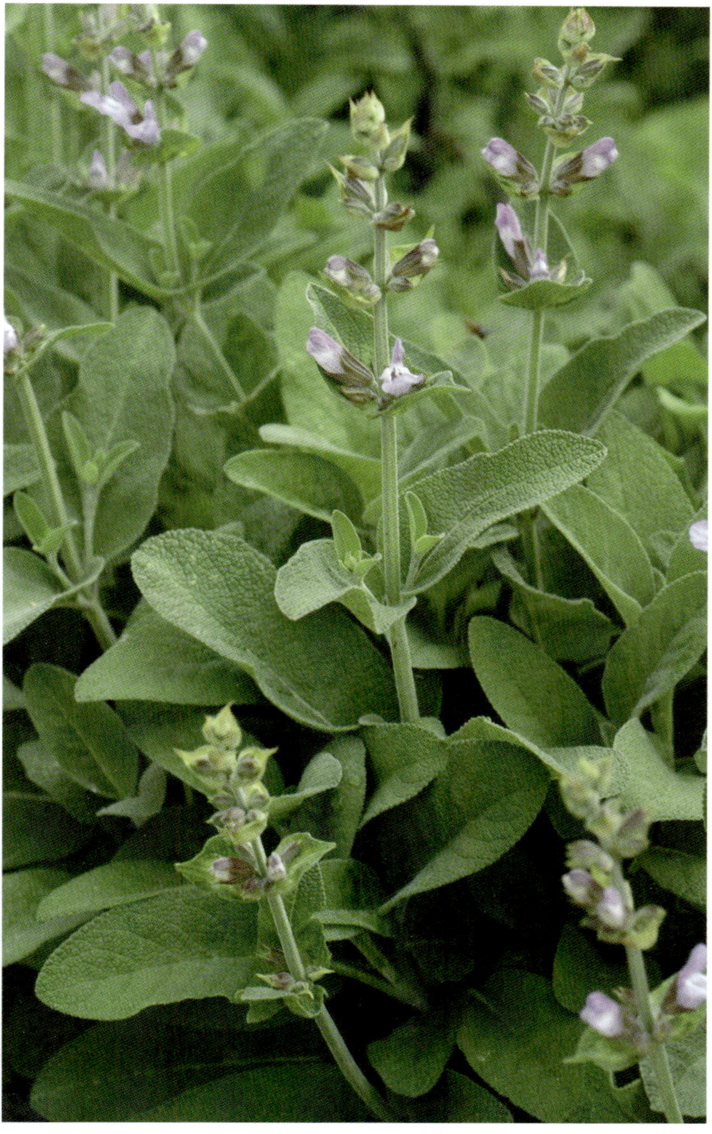

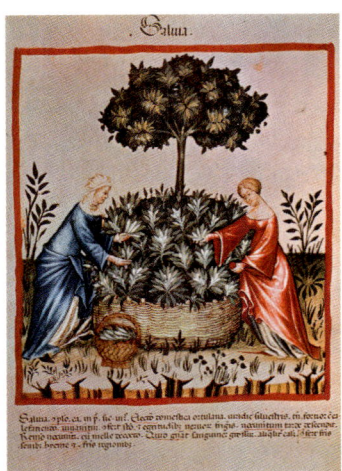

tig ist deshalb, beim Reinigungsräuchern von Räumen ein Fenster leicht zu öffnen, damit das, »was den Rauch flieht, hinauskann«. Salbeiräucherungen sind sehr verbreitet. Zu medizinischen Zwecken kann der Rauch bei Erkältungen eingeatmet werden. Bei den nordamerikanischen Indianern gehören der weiße Salbei (Salvia apiana), Sweetgras, Präriebeifuß und Wacholder (Ceder) zu den wichtigsten Räucherpflanzen: Salbei wird verwendet bei Heilungen und Reinigungen, zum Beispiel in Schwitzhütten, und spielt auch vor dem Stopfen der Heiligen Pfeife eine wichtige Rolle.

Im Mittelalter war Salbei eines der drei »Henkerskräuter«, denn sie nahmen einen Trunk aus Salbei, Katzenminze und Gamander zu sich, bevor sie ihre grausige Arbeit verrichteten. Der Trank verhalf ihnen zu innerem Abstand und einem ruhigen und klaren Geist.

In der Slowakai wurden im Mittelalter Besessene mit Salbei abgeräuchert. Und in Bayern wurde der am St. Ulrichstag mittags um 12 Uhr gepflückte und verräucherte Wiesensalbei (Salvia pratensis) hergenommen, um Mäuse zu vertreiben.

Heute kann man mit dem üblichen Gartensalbei (Salvia officinalis) sehr effektiv energetisch reinigen oder – ganz praktisch – angebrannte Essensgerüche in der Küche neutralisieren. Der angenehme, würzig-aromatische Geruch macht die Lunge frei, verhilft zum Durchatmen und erdet gleichzeitig.

Um Salbei zu räuchern, braucht man keine glühende Räucherkohle. Man kann die getrockneten Salbeiblätter in der Faust zusammenpressen, bis sie ein kleines »Gewölle« ergeben. Dieses wird in eine feuerfeste Schale getan und entzündet. Mit Zufächern von Sauerstoff mittels einer Feder oder einem Fächer glüht der Salbei vor sich hin. So können wir mit ihm Räume abschreiten oder uns selbst reinigen.

Wirkung beim Räuchern

Klärend, fördert die Konzentration, reinigt Häuser, Räume und Aura.

Ernte

Geerntet werden die Blätter vor der Blüte.

Wichtig dabei ist, dass der Salbei mit den Stielen geschnitten wird. Nicht einzelne Blätter abreißen, sonst wird die Pflanze geschwächt!

Herkunft und Anbau

Der Gartensalbei (Salvia officinalis) kommt aus den Mittelmeerländern zu uns. Von den Klostergärten ist er in die Bauerngärten gewandert. Wie die meisten mediterranen Kräuter liebt er Sonne und etwas sandigen Boden oder normale Gartenerde. Er ist winterhart und unkompliziert. Inzwischen gibt es viele buntlaubige Züchtungen auf dem Markt, die man alle prinzipiell zum Räuchern verwenden kann, wobei der Anteil an ätherischen Ölen bei den verschiedenen Sorten sehr schwankt. Deswegen auf den Geruch achten. Je mehr Duft er verströmt, umso höher ist der Anteil ätherischen Öls.

Der Indianersalbei (Salvia apiana), auch »White Sage« genannt, ist der harzigste unter den Räuchersalbeis. Er ist nicht winterhart, kann aber sehr gut als Kübelpflanze gezogen werden. Er ergibt eine dekorative Staude, die im Herbst zurückgeschnitten und ins Haus geholt wird.

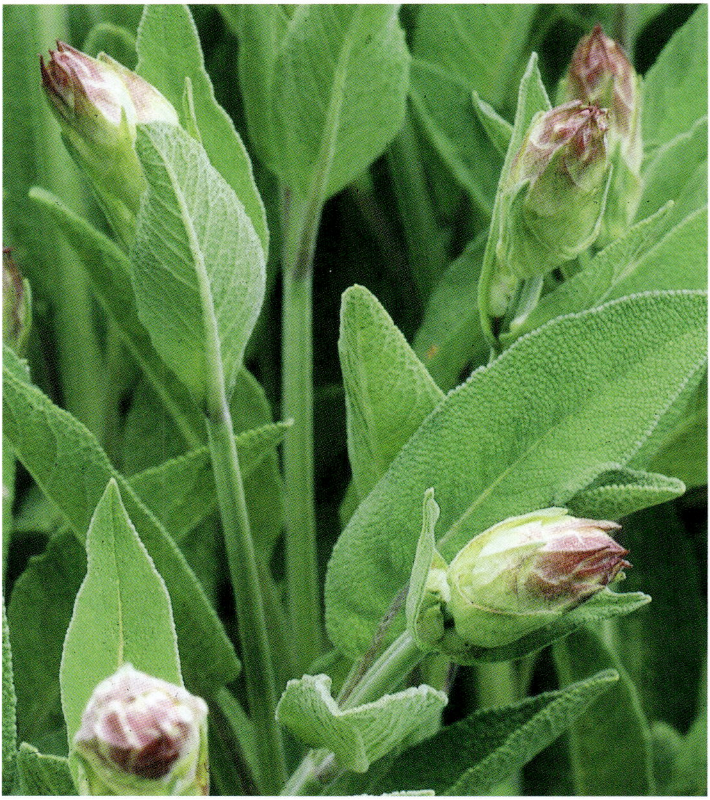

Schafgarbe
Achillea millefolium

Seit Kindertagen kennen wir sie als treue Begleiterin an Wiesen und Wegrändern: die Schafgarbe mit ihrer wollig-weichen Blüte, dem holzig-zähen Stiel und den fein gefiederten Blättern. Löwenzahn, Gänseblümchen und Schafgarbe sind die Blumen, die wirklich so gut wie jedem vertraut sind. Bekannt sind auch die heilende Wirkung der Schafgarbe bei Frauenleiden und ihre blutstillenden Eigenschaften.

Der Name »Schafgarbe« (garbe = vom althochdeutschen »garwe« = Gesundmacher) entstand wohl daraus, dass sie als Heilmittel bei Mutterschafen eingesetzt wurde, die zu wenig Milch hatten oder wo sie plötzlich ausblieb. Zur Gesunderhaltung wurde sie im Winter vorbeugend Ziegen, Schafen und Kühen als »tägliche Maulgabe« gegeben.

Die Schafgarbe, auch »Heil aller Welt« genannt, hilft, zur Mitte zu kommen, wenn der Lebensfluss zu einseitig ist. Auf der körperlichen Ebene drückt sich das folgendermaßen aus: Sie kann zum Beispiel zu starke Regelblutung senken und eine zu schwache anheben. Man kann mit ihr Nasenbluten erzeugen oder aber mit Hilfe des aufgeschnupften Presssaftes stillen. Durch übermäßige Einnahme ihres Tees besteht die Gefahr, Nierenblutungen hervorzurufen, gleichzeitig fördert sie aber in der richtigen Dosierung die Heilung bei Nierenbluten. Äußerlich heilt sie Wunden und Ausschläge, kann aber auch Ausschläge verursachen.

Wenn wir mit ihr heilen wollen, sind wir also gezwungen, auf die »goldene Mitte« zu achten. Diese ist immer da, wo wir selbst in unserem Zentrum, das heißt im Lot sind. Von dort aus können wir uns aufrichten, sind schwer zu brechen und zäh wie der Stiel der Schafgarbe. Denn auch die Schafgarbe selbst lässt lieber den Boden los, als dass sie sich brechen lässt. (Man hat beim Pflücken ohne eine hilfreiche Schere leicht die ganze Pflanze mit der Wurzel in der Hand.) Wenn wir in unserer Mitte sind, sind wir in unserer Kraft und bereit, uns zu öffnen und uns zu erweitern. Die Schafgarbe stärkt die Nerven und öffnet unsere feinstoffliche Wahrnehmung. Diese wird fein wie die filigran gefiederten Blätter der Schafgarbe, deren schönster Name »Augenbraue der Venus« ist.

Traditionell wurde sie zum Hellsehen, Wahrträumen und Orakeln genützt. Hatten Kinder Albträume, legte man ihnen Schafgarbensäcklein auf die Augen, damit die schönen Träume zurückkehrten. Junge Mädchen füllten sich Kissen mit Schafgarbenblüten, um im Traum ihren Zukünftigen sehen zu können. Die Schafgarbe war Bestandteil von Orakelräucherungen in den Raunächten und zu Lichtmess (siehe »Räucherrituale«, S. 194ff., 197ff.). Außerdem wurde ihre Wurzel als Talisman getragen, um hellsichtig zu werden. Auch die Chinesen wissen um ihre Orakelkraft: Sie werfen das I-Ging, das große Weisheits-Orakel, traditionell mit den Stängeln der Schafgarbe, denn sie wirkt sich günstig auf die innere Sicht aus.

In der Schafgarbe wirken Venus, Mond und Saturn. Sie fördert die Intuition und Visionskraft. Die Bilder, zu denen sie uns verhilft, sind immer leicht und hell oder mit Weisheit durchdrungen. Schafgarbe eignet sich gut zum Mischen mit Lorbeerblättern und Copalharz.

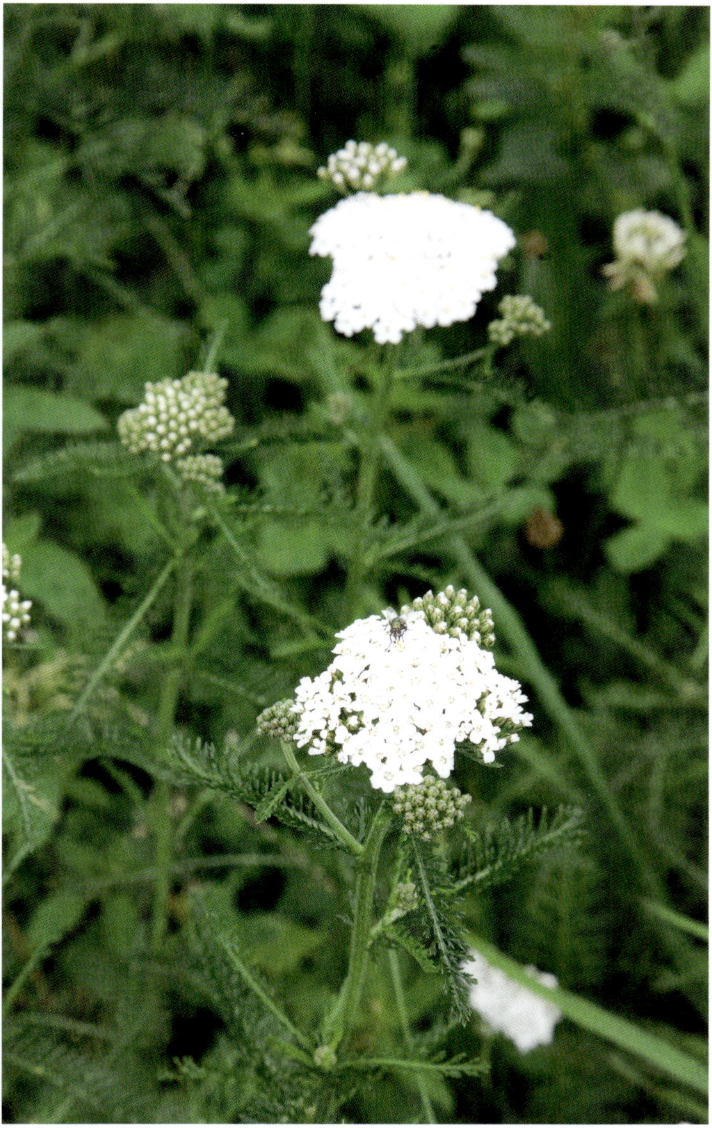

Wirkung beim Räuchern

Intuitionsstärkend. Fördert die Traumarbeit, unterstützt das Hervorbringen von Visionen. Gut geeignet zum Orakeln und um Zukünftiges zu erahnen.

Ernte

Zum Räuchern nehmen wir die Blüte.

Magischer Zeitpunkt:

Am besten bei zunehmendem Mond zwischen 11.00 und 13.00 Uhr sammeln.

Herkunft und Anbau

Die Schafgarbe ist eine häufig vorkommende heimische Wildblume. Sie liebt Sonne und wächst auf mageren oder fetten Böden. Im Garten kann sie auch in normaler Gartenerde gezogen werden, nur sollte sie vor stehender Nässe geschützt werden. Es gibt gelbe und rote Zuchtformen auf dem Markt. Zum Räuchern wird die weiße Schafgarbe verwendet.

Schlafmohn
Papaver somniferum

Obwohl der Schlafmohn seinen Ursprung im Mittelmeerraum hat, wurden in schweizerischen Pfahlbauten zusam-
mengebackene Mohnsamenkuchen der Stein- und Bronzezeit gefunden. Das heißt, dass der Mohnsame schon sehr
früh durch Handel den Weg über die Alpen gefunden hat.

Die Menschen der Steinzeit waren immer auf der Suche
nach nährenden Pflanzen wie Speisebäume und Körner-
früchte. Die ölreichen Mohnsamen enthalten viele pflanz-
liche Fette; eine fettreiche Nahrung sicherte das Überleben und erhöhte gleichzeitig die Fruchtbarkeit. Diese ganz
essenziellen Dinge waren sicherlich der Hauptgrund der
frühen Verbreitung des Mohns durch den Menschen. Die
schmerzstillende, berauschende und euphorisierende Wirkung des Mohnsaftes wird ihnen damals natürlich nicht
entgangen sein.

Auch als auf den germanischen »Odáinsackr«, den Heil-
und Gemüseäckern, die wichtigsten Heil- und Nahrungs-
pflanzen angebaut wurden, war mit Sicherheit der einjährige Schlafmohn dabei. Karl der Große empfahl sogar in
seinen *Capitulare de villis* den Anbau von Mohn wegen seiner medizinischen Wirkung. Diese Tradition hat sich über
die Jahrtausende erhalten, und in den typischen Bauerngärten darf die wunderschöne Blüte des Schlafmohns nicht
fehlen. Der Anbau von Schlafmohn in größeren Mengen
ist heute jedoch gesetzlich geregelt bzw. verboten. Denn
aus dem weißen Saft der angeritzten Mohnkapseln wird

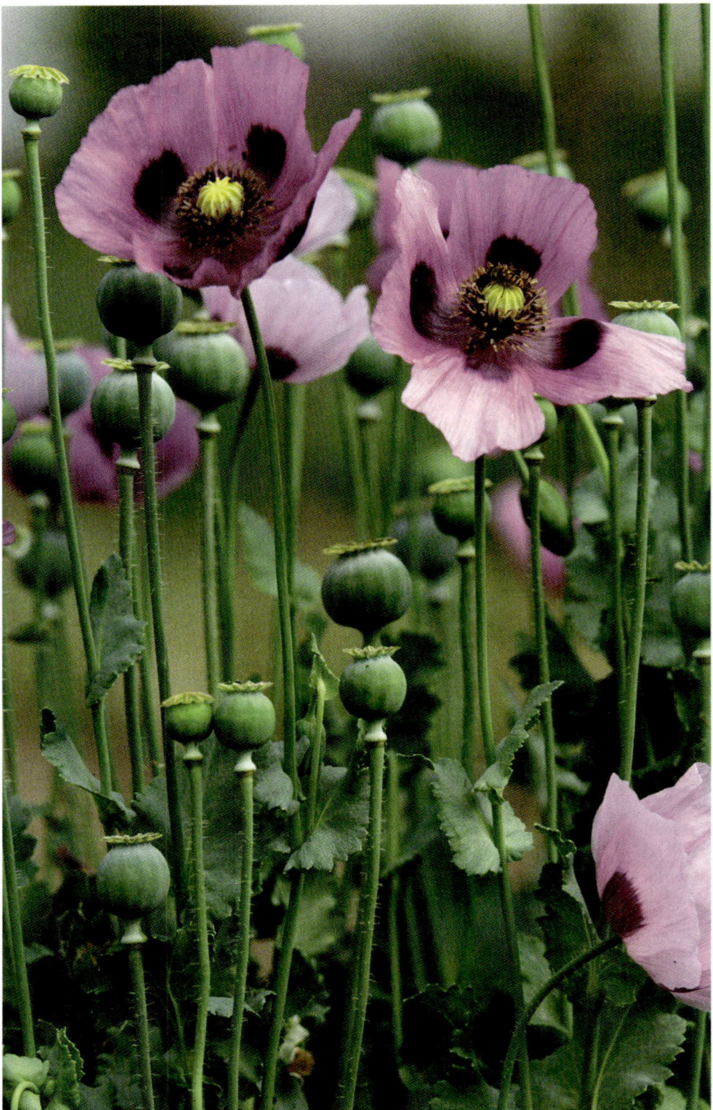

das Rohopium gewonnen. Aus diesem werden Morphiate und Opiate hergestellt, die zwar in der Schmerztherapie eine wichtige Stellung einnehmen, aber auch das abhängig machende und tödliche Heroin kann aus dem Opium hergestellt werden.

Der Schlafmohn hat also schmerzstillende, nährende und Fruchtbarkeit bringende Eigenschaften. Die Göttinnen der Fruchtbarkeit Demeter, Aphrodite, Hera und Kybele wurden auf Abbildungen und Skulpturen häufig mit Mohnkapseln in den Armen dargestellt.

Die zahlreichen Samen in den Kapseln entwickelten sich zum Fruchtbarkeits- und Reichtumsymbol und in dieser Eigenschaft wurde der Mohn zum Liebesorakel verwendet. Bei den jungen Mädchen gab es den Brauch, am Andreasabend den Mohnsamen über sich zu streuen, um dann im Traum den Zukünftigen zu schauen. Wirkungsvoller ist aber wohl die Räucherung des Mohns, der zu vermehrten Traumbildern verhilft.

Das heute übliche Mohngebäck hat seinen Ursprung in den alten Kultspeisen, die im germanischen und im griechisch-römischen Kultritus als Seelenopferspeise den Toten geopfert wurden. Morpheus, der Gott des Schlafes, war der Namensgeber des Morphiums und er ist der kleine Bruder des Todes. In Westpreußen wurde Mohn den Toten mit in den Sarg gelegt, damit sie nicht wiederkommen konnten und die Familie belästigen. Im Mittelalter wurde der Mohn zum Schutz gegen nächtliche Quälgeister aus dem Totenreich und böse Kobolde verräuchert. Nach wie vor gilt: Der Schlafmohn ist eine süchtig machende Droge, die im Übermaß genossen »blöd im Haupte« macht, wie es die Alten formulieren.

Wirkung beim Räuchern

Aphrodisierend und entspannend. Für Liebesräucherungen
geeignet. Euphorisierend, belebend, zum Reisen in »rosige
Welten«.

Ernte

Der Anbau des Schlafmohns in größeren Mengen ist gesetzlich verboten. Trotzdem gehört er als wunderschöne
lila und rot blühende Zierpflanze, mit einfacher oder ge-
füllter Blüte, in die Bauerngärten. Zum Räuchern werden
die Blüten und Samenkapseln mit Samen verwendet. Übrigens haben alle Mohnsorten – also auch der gewöhnliche
Klatschmohn – die gleiche Wirkung wie der Schlafmohn,
aber lange nicht so intensiv.

Herkunft und Anbau

Beheimatet im Mittelmeerraum. Bereits in der Bronzezeit
als Kulturpflanze in ganz Europa üblich. Der Schlafmohn
ist eine einjährige Pflanze, die durch die Samen leicht zu
ziehen ist. Die Jungpflanzen sollten vor Schneckenbefall
geschützt werden.

Wacholder
Juniperus communis

*»Vor dem Holunder sollst du den Hut ziehen,
vor dem Wacholder niederknien.«*

Eines der weltweit ältesten bekannten Räucherhölzer ist sicherlich der »Ruchholder«, der Wacholder. In allen seinen Verbreitungsgebieten – Amerika, Europa bis nach Asien – wird er zum Räuchern verwendet. Zu erkennen ist der Wacholder leicht. Er wird ca. 15 m hoch und zeigt fast menschenähnliche Umrisse. Sein dichtes grünes Nadelkleid hat spitze Stacheln. Seine Früchte, die schwarzblauen Wacholderbeeren, brauchen drei Jahre zum Ausreifen. Jedes Jahr kommen aber neue Früchte dazu, sodass an seinen Ästen gleichzeitig grüne und schwarze Beeren hängen. Seinen warmen aromatisch-würzigen Geruch und Geschmack kennen wir alle vom Konservieren von Fleisch und Fisch. Was wäre der Schinken ohne den Wacholder! Was haltbar macht, reinigt und tötet Keime ab. Deshalb wurden mit dem desinfizierenden Rauch des Wacholders früher auch Krankenzimmer gereinigt. Aber auch heute ist es sehr wirkungsvoll, bei Erkältungskrankheiten die Räume mit Wacholder zu räuchern. Dadurch sinkt die Ansteckungsgefahr, und die Erkältung heilt durch das Einatmen des keimtötenden Rauches schneller aus. Ein alter Spruch besagt dies: »Kronawit (Wacholder) brannte im Haus – treibt Doctoren und Bader aus.«

Die Menschen der Pestzeit versuchten mit Hilfe des

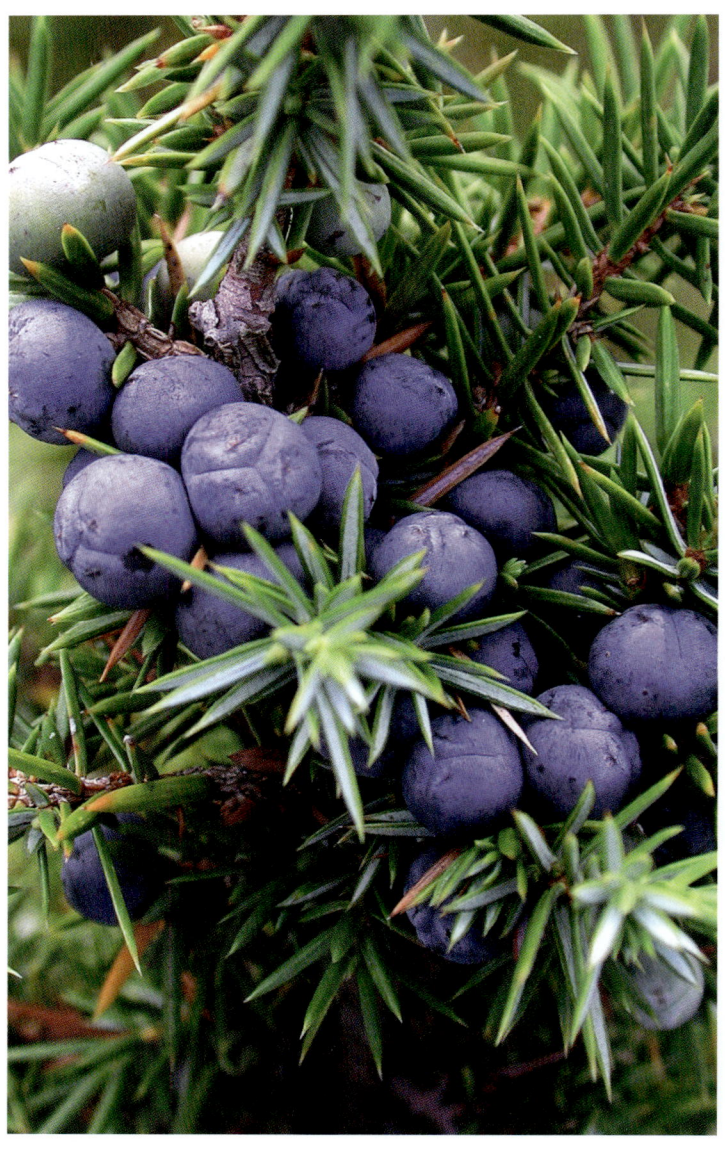

Wacholders am Leben zu bleiben. Sie aßen die Beeren, räucherten die Häuser aus und entfachten in den Städten große rauchende Wacholderfeuer, um den »fliegenden Pestdämon« abzuhalten. Auch magische Praktiken wurden zum Schutz verwendet. Wer es sich leisten konnte, zog magische Schutz- und Bannkreise mit in Wacholderöl getauchten Rubinen und Saphiren um sein Haus.

Der Wacholder war ein wichtiger Bestandteil des »Notfeuers« bei Viehseuchen, das aus Neunerlei Hölzern gemacht wurde (siehe Seite 43). Durch dieses qualmende Feuer wurde gesundes Vieh zur Vorbeugung und krankes zur Gesundung gejagt, um die Krankheit zu »verbrennen«. Mit dem heutigen Wissen der abwehrstärkenden und desinfizierenden Kraft mancher Pflanzen wird die medizinische Wirkung solcher Maßnahmen erklärbar. Hinzu kommt natürlich die magisch-heilende Wirkung des Rituals.

Im Wacholder wohnt – ähnlich wie im Holunder – eine gütige, dem Menschen wohlgesonnene Erdgottheit. Es sind überhaupt einige Parallelen zwischen dem Holunder und dem Wacholder zu erkennen. Der Wacholder ist heute noch ein typischer Friedhofsbaum, wie früher auch der Holunder. Als »Leichenholz« wurde er von den Germanen genutzt, die mit ihm ihre Toten verbrannten und Tiere opferten. Wacholder und Getreide wurden auch zur Besänftigung der Totengeister als Brandopfer in den Grüften und Totenstuben geopfert.

Ein großes Thema für den Wacholder ist der Kontakt mit den Ahnen. Märchen verraten oft viel über seelische Bezüge. Beim Wacholder ist es das plattdeutsche Märchen vom »Machandelbaum« (= Wacholder). Aus diesem Baum sprechen die Stimmen der Toten, um Gerechtigkeit und Reifung zu erzeugen. Auch der Glaube, dass im Wachholder, im Wachhalter, die Ahnen weiterleben, sie sozusagen wach gehalten werden, unterstreicht dieses Thema.

Seine stärkenden und erquickenden (Quickholder = Wacolder) Eigenschaften wirken auch beim Räuchern. Er bewirkt Konzentration, klärt, beruhigt und hält wach. Er reinigt die Aura von Mensch und Tier, schützt, gibt Sicherheit und innere Stabilität. Die Gedanken klären sich und man spürt den Kontakt zur Erde. Er reinigt und legt einen Schutzmantel um Haus und Hof. Der Wacholder gibt beim Räuchern Heilungsimpulse und hilft uns, in Kontakt mit unseren Ahnen zu kommen. Auch bei Übergangsriten und in Sterbehäusern ist er zu empfehlen. Er versinnbildlicht Saturn, Pluto und Marskräfte.

In der Vergangenheit gab es bestimmte Tage, an denen der Wacholder verräuchert wurde, zum Beispiel am Weihnachtstag, in den Raunächten, am Palmsonntag, zu Walpurgis, am 2. und 3. Pfingsttag und nach dem Viehaustrieb. Eine sehr praktische Anwendung des Wacholderrauchs kommt aus Rügen: Dort wurden Säuglinge, die nach der Geburt unausgesetzt schrien, zur Beruhigung über den Wacholderrauch gehalten.

Wirkung beim Räuchern

Reinigend und keimtötend. Geeignet zum Ausräuchern von Krankenzimmern und Häusern. Bietet Schutz. Klärt und stärkt, fördert den Kontakt zur Erde. Unterstützt Übergangsriten und den Ahnenkontakt.

Ernte

Zum Räuchern verwendet man die Triebspitzen sowie Holz und Harz des Wacholders. Das Räuchern mit den Wacholderbeeren ist eine neuere Erscheinung, da der Wacholder selten geworden ist und unter Naturschutz steht. Die Wacholderspitzen sollten im Spätherbst oder frühen Frühjahr geschnitten werden, wie es für Baumschnitte üblich ist, damit er durch die Wunden nicht unnötig geschwächt wird.

Herkunft und Anbau

Der heimische Strauch ist anspruchslos, liebt Sonne und sehr trockenen Boden. Man kann ihn gut an einen warmen Platz im Garten setzen. Und er eignet sich auch gut für das Familiengrab.

Ysop
Hyssopus officinalis

»Begieße mich mit Ysop und ich werde rein sein,
wasche mich und ich werde weißer sein als der Schnee.«
🌿 PSALM 51,9

Die reinigende Wirkung von Ysop ist von anderer Art als die der sonstigen Reinigungskräuter. Seine Kraft hat mit dem Lösen von Schuld zu tun, sie zu erleichtern, anzusehen und für sich einen konstruktiven Weg zu finden, um sie auszugleichen. Eine Schuld kann nur dann aufrecht und aufrichtig getragen werden, wenn sich der Mensch vor sich selbst dazu bekennt und sie dann dem Göttlichen überantwortet. Dadurch können sich die Schuldgefühle lösen, und es kann wieder Leichtigkeit in das Leben einziehen. Dieser Prozess, welcher Schuld in Verantwortung umwandelt, kann durch den Ysop unterstützt werden. Er verhilft uns zu einer klaren Sichtweise ohne Verdrängung und verschafft Erleichterung durch seine enorm reinigende Kraft.

Wenn wir uns die dichten Ysoppolster im Gewürzgarten ansehen, die blauen, weißen oder rosa Blüten, die gerne von Insekten besucht werden, treffen wir auf ein Bild vitaler Lebenskraft und Lebensfreude. Und genau die hilft er uns wiederzufinden, denn er fördert die Lebens- und Liebesfreude, Lebendigkeit und das Lachen. Darüber hinaus stärkt er das Durchhaltevermögen und die Ausdauer.

Im Ysop drückt sich nicht die ausschweifende Lebensfreude, sondern die angemessene Leichtigkeit des Lebens aus. Er reinigt und segnet das Leben in all seinen Facetten. Er eignet sich gut, um Häuser, Räume oder Kinder zu segnen.

Der Duft beim Räuchern ist warm und krautig. Um den Aspekt der Fülle hervorzuheben, kann man ihn gut

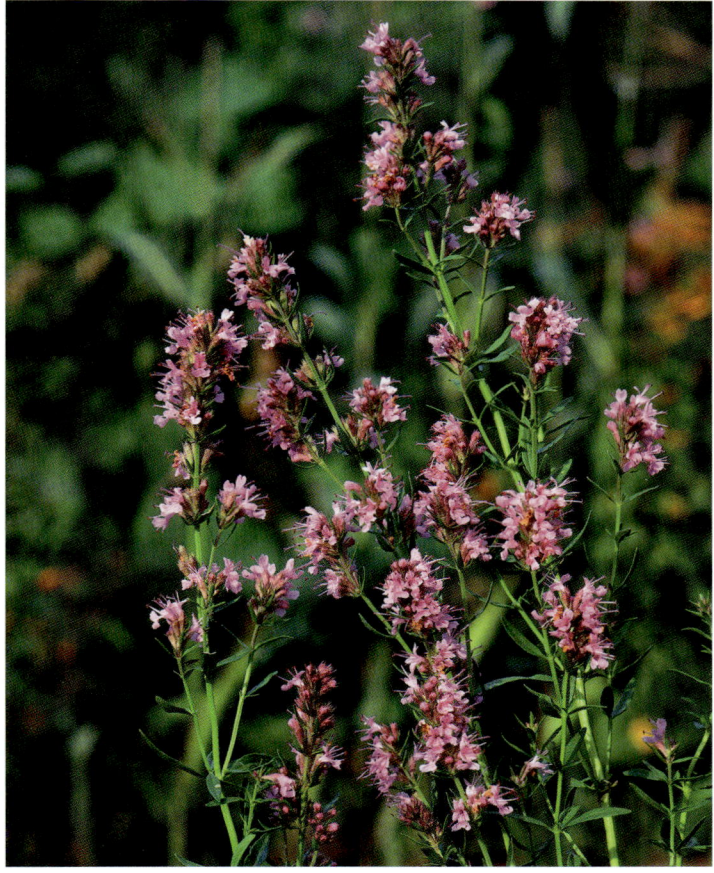

mit Muskatellersalbei, Rose, Benzoe und Styrax mischen. Wenn die reinigende und läuternde Kraft verstärkt werden soll, können Lavendel und Copal dazugegeben werden. Im Ysop wirken Jupiter und Venus.

Wirkung beim Räuchern
Reinigend. Hilft, Schuld aufzuarbeiten. Unterstützt die Einsicht. Wirkt segnend.

Ernte
Wir nehmen die Blütenstände und die Blätter zum Räuchern.

Kurz vor dem Aufblühen der Blüten, an einem sonnigen Tag am frühen Morgen sammeln.

Herkunft und Anbau
Ysop ist eine mediterrane Pflanze, die Sonne und leicht sandigen Boden liebt. Sie ist eine winterharte Staude, die gut im Steingarten oder im Kräuterbeet gezogen werden kann.

Außereuropäische Harze

Von der Vielzahl außereuropäischer Räucherstoffe gebe ich im Folgenden einen kleinen Überblick über vier ausgewählte Harze. Diese Harze haben entweder eine lange geschichtliche Tradition in Europa – wie etwa Weihrauch und Myrrhe – oder ergänzen unsere heimischen Pflanzen meinem Gefühl nach sehr gut, wie beispielsweise Copal und Styrax. Wer mehr über außereuropäische Räucherstoffe lesen will, dem seien die Bücher *Düfte des Himmels* von Susanne Fischer-Rizzi und *Atem des Drachens* von Christian Rätsch empfohlen.

Copal
Bursera graveolens

Copalharz kommt aus Süd- und Mittelamerika und wird von den Mayas, Azteken und Inkas noch heute bei religiösen, magischen und heilenden Zeremonien verräuchert. Der Name Copal stammt vom aztekischen »cocopaltic«. Der Mayaname für Copal ist »pom«, was so viel wie »Gehirn des Himmels« bedeutet. Es riecht angenehm balsamisch-zitronig und eignet sich gut zum Mischen von Schutz- und Reinigungsräucherungen.

Copal wirkt beim Räuchern schützend, klärend und aufhellend. Das Dunkle weicht und träge, langsame Schwingungen werden in höhere, lichtere transformiert.

Weihrauch und Myrrhe
Boswellia sacra und Resina myrrha

Schon seit dem frühesten Mittelalter wurden Weihrauch und Myrrhe aus dem Orient (Arabien und Jemen) eingeführt. Man bezahlte Höchstpreise dafür und nur die Reichen (z. B. Adel und Kirche) konnten es sich zum Räuchern leisten. Die Wissenden räucherten Weihrauch und Myrrhe noch zu gleichen Teilen gemeinsam, denn Weihrauch repräsentiert, unterstützt das Männliche und die Myrrhe das Weibliche. Auf diese Weise hilft der Weihrauch, die Materie mit Geist zu durchdringen, während die Myrrhe uns die Geheimnisse der Materie eröffnet. Erst später nahm dann der Weihrauch die vorherrschende Rolle ein. Ob bewusst oder unbewusst, seine Verwendung spiegelt auch die Geisteshaltung der jeweiligen Zeit bis heute.

Myrrhe heißt übersetzt »bitter« und ist in Geschmack und Geruch dementsprechend balsamisch-würzig-bitter. Weihrauch hat zu dem Balsamisch-Würzigen noch eine zitronige Duftnote. Beides wird heute wieder in der Zahnheilkunde zur Kräftigung des Zahnfleisches eingesetzt.

Zum Räuchern nehmen wir Weihrauch und Myrrhe zu gleichen Teilen, um die seelische, geistige und materielle Welt zu verbinden. Wir segnen, weihen und heilen mit Weihrauch und Myrrhe und bringen die Kräfte ins Gleichgewicht. Wollen wir entweder das Männliche oder das Weibliche stärker betonen, nehmen wir dementsprechend nur Weihrauch oder Myrrhe. Auch zum Verinnerlichen und zur Meditation geeignet.

Styrax
Liquidambar orientalis

Das ursprüngliche Styrax ist eine zähe, klebrige Harzmasse. Es riecht ausgesprochen angenehm vanillig-süß. Zum Mischen mit anderen Kräutern eignet sich die klebrige Masse allerdings nicht sehr gut. Dafür nehme ich lieber die ebenfalls auf dem Markt erhältlichen feinen Späne des Styraxholzes. Diese riechen zwar nicht ganz so intensiv, lassen sich aber gut mit anderen mischen.

Der Geruch von Styrax öffnet die Herzen, entspannt und hilft, Kummer loszulassen. Es stärkt die Herzkräfte, harmonisiert Seele und Geist und eignet sich gut für Liebesräucherungen und Segnungen. Die Kraft der Rosenblüten wird mit Styrax unterstrichen und hervorgehoben. In der Antike wurde es sehr viel verräuchert. Es war der Göttin Hekate geweiht, der Herrin der Herzen, weisen Frauen und Zauberpflanzen.

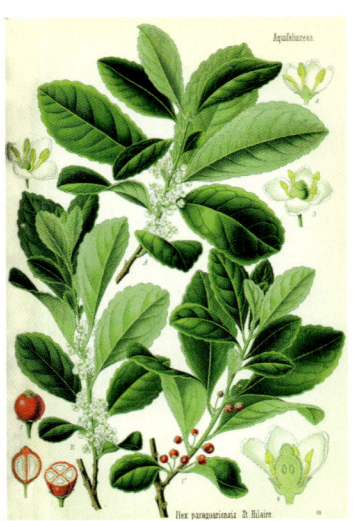

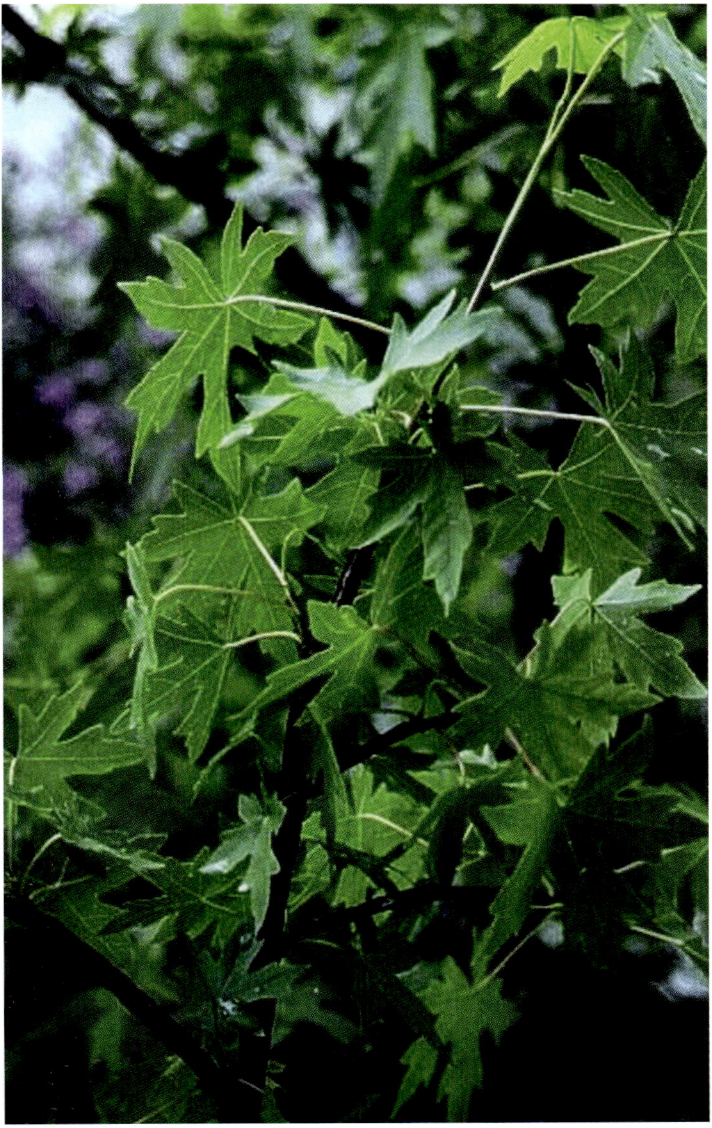

Räucherrituale

Was ist ein Ritual?

Ein Ritual ist eine Absicht, die in eine bewusste Handlung eingebunden wird und in einem größeren Zusammenhang steht. Mit ihm lassen sich oft energetische und spirituelle Abläufe und Strukturen erkennen, die mit dem physischen Auge nicht wahrzunehmen sind. Die Absicht ist dabei stets auf das Gesunden im Sinne des Sich-Erweiterns und Reifens gerichtet. Deshalb kann ein Ritual gut unterstützen beim Beten, Anrufen, Reinigen, Heilen, Lösen, Meditieren etc. Jede kleinste Handlung, Ausdruck und Sprache, ist beim Ritual mit Bewusstsein durchtränkt. Der Mensch ist dadurch aufmerksam und gesammelt. Rituale können stimmungsvoll, kraftvoll, innig bis humorvoll und ausgelassen sein – also so wie das Leben.

Zu allen Zeiten war es den Menschen besonders wichtig, zu ganz bestimmten Anlässen im Jahr zu räuchern. Es war ein Ausdruck des Respekts, der Bitte und des Danks an die Naturkräfte (bzw. Götter), die die Geschicke lenkten. Auch heute wächst bei vielen Menschen das Bedürfnis, sich wieder stärker mit der Natur zu verbinden – mit dem, was uns umgibt und begleitet, denn wir alle sind Teil derselben Existenz.

Im Folgenden widmen wir uns besonderen Festen im Jahreskreis, an denen spezielle Räucherrituale vorgenommen werden können – eine tief greifende Erfahrung damals wie heute.

Räuchern im Jahreskreis

Wenn ich das Jahresrad betrachte, ist mir selbst das Räuchern in der dunklen Jahreshälfte viel näher als in der hellen. Geräuchert wird verstärkt in der Zeit, wenn das Licht schwächer wird, die Herbststürme brausen und die Nebel steigen, bis hin zu den stillen schneeverwehten oder glasklaren Winternächten. Nun sind die getrockneten Kräuter in Büschel gebunden und warten auf ihre Anwendung. Die heiße Glut, der warme balsamische Geruch der Kräuter und Harze, das ruhige Ritual – all das erwärmt das Herz und schafft eine stimmungsvolle Atmosphäre.

Ruhiger um das Räuchern wird es, wenn das Licht wirklich gesiegt hat und die Weiden und Veilchen blühen. In der nun anbrechenden lichten Zeit wird gesät, gepflanzt, gepflegt und geerntet, um für die darauf folgende dunkle Zeit genügend Vorrat zu haben.

Unsere vorchristlichen Vorfahren feierten acht große Feste im Jahr. Diese wurden dann bei der Christianisierung übernommen und mit christlichen Inhalten versehen. Die Jahreskreisfeste bestehen aus den vier astronomisch festgelegten Sonnenfesten: die Wintersonnwende, die Sommersonnwende und die Frühjahrs- und Herbst-Tag-und-Nacht-Gleiche. Dazwischen liegen Lichtmess, Walpurgis, Schnitterfest und Allerseelen. Ich vermute, dass im Unterschied zu heute diese Feste seinerzeit über mehrere Tage hinweg im passenden Mond des Monats gefeiert wurden. Die Menschen gingen davon aus, dass an diesen acht Eckpfeilern des Jahres der Schleier zur »Anderswelt« besonders

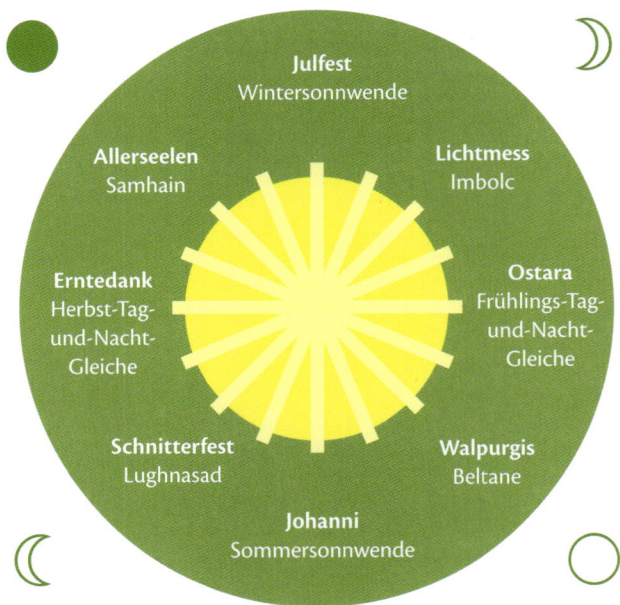

dünn sei. So konnte man leichter Kontakt zu den Kräften und Göttern herstellen, um mit ihnen zu kommunizieren. Bei den gefeierten Ritualen begleitete sie der aromatische Rauch meist heimischer Pflanzen und Harze.

Das Jahresrad – erleben, feiern, praktizieren

»Wie außen so innen« – dieser Satz gilt natürlich auch bei den Jahreskreisfesten. So jedenfalls erlebe ich es selbst, wenn ich mich auf den Lauf des Jahresrades einlasse und spüre, dass die Kräfte, die im Außen wirken, identisch mit denen im Inneren sind. Wichtig dabei ist daher, dass wir die Rituale nicht »spielen«, sondern sie mit unserem Sein füllen. Auf diese Weise erleben wir jedes Jahr immer wieder neu das Werden und Vergehen der Natur auch in uns selbst: das Sterben, Träumen, Neugebären, Wachsen, Blühen, Fruchten und Sichverschenken, um abermals zu sterben.

Manch einer ist erstaunt, zu sehen, welch tief greifende Wirkung dieser Zyklus auf unser Leben hat. Er kann auch erschrecken, denn manchmal stirbt etwas anderes, als wir erwarten, und manchmal wächst etwas anderes, als wir – oder besser: unser Ego – sich wünscht. Doch im bewussten und ehrlichen Sicheinlassen sind es immer die »gutmütigen Tode«, die kommen. Gemeint sind die inneren Sterbe- und Loslöseprozesse, die uns helfen, zu mehr Ganzheit und Freiheit zu erblühen. Denn sind wir nicht das beste Geschenk füreinander, wenn wir ganz wir selbst sind?

Im Folgenden werde ich hauptsächlich auf die Feste mit verstärktem Räucherbrauchtum eingehen. Die übrigen Jahresfeste streife ich nur kurz, um das Rad abzurunden. Die erwähnten Räucherpflanzen sind als Vorschläge zu verstehen und können nach eigenem Gutdünken ausgewählt und zusammengestellt werden. Deshalb sind auch hin und wieder Pflanzen genannt, die in diesem Buch nicht näher erläutert wurden.

Allerseelen – Samhain
31. Okt./1. Nov. oder November-Neumond

✳ SYMBOLIK: Die Ähre ist abgestorben, das Samenkorn fällt auf die Erde und schläft.

Hexenneujahr! – Der neue Zyklus beginnt. Er beginnt mit dem Sterben, denn nur durch Loslassen kann Neues entstehen. Danach fängt die Zeit des Träumens an, die Zeit, in der wir er-träumen, er-schaffen, um dann zum Julfest (Wintersonnwend) neu geboren zu werden.

Sinnig ist es, Samhain zum November-Neumond zu feiern, in der Zeit, wenn die Natur fast den Atem anhält, die Stille schwer über dem Land liegt und sich alles nach innen richtet. In diesem stillen, lauschenden Fest erinnern wir uns unserer Abgründe, lernen loszulassen und spüren den Ruf der Ahnen. Wir besinnen uns auf die tief gehende Bedeutung von Tod und Wiedergeburt. Es ist eine Reise in die Unterwelt, ein Abenteuer der Nacht.

Allerseelen ist das große Ahnenfest, ein Fest der Durchgänge, der Läuterung und des Orakelns. Den Ahnen wurde am Abend die Stube geheizt und Essen und Trinken hingestellt, denn an diesem Tag konnten sie zurückkehren. Oftmals wurden Mehl oder Kornspuren vom Familiengrab zu den Häusern gestreut, damit die Verstorbenen den Weg zurück in ihr ehemaliges Heim fanden. Wenn alles festlich gerichtet war, zogen die Lebenden sich in ihre Kammern zurück und überließen den Toten die Stube. Die Lebenden nutzten die Zeit, um mit Fliegenpilzkaltauszug und Orakelräucherungen ihrerseits Kontakt mit der Ahnenwelt aufzunehmen. Sie fragten nach ihrem künftigen Geschick und baten um Unterstützung ihrer wohlwollenden Ahnen. Jetzt war auch Platz für Aussprachen mit Verstorbenen, um alte Dinge zu klären und zu bereinigen.

In manchen Gegenden riefen die alten Frauen die jungen zusammen, um von verstorbenen Sippenmitgliedern zu erzählen. Es war auch die Zeit, in der sich die Seelen neue Mütter aussuchten. So hatten die jungen Frauen die Möglichkeit, bestimmte Ahnen zu sich in den Schoß zu rufen, denn die Menschen in vorchristlicher Zeit glaubten, dass sie in ihrer Sippenlinie wiedergeboren werden.

Auch heute noch ist es sinnvoll, sich mit seinen Ahnen und seiner Herkunft auseinanderzusetzen, damit wir unsere Wurzeln kennen und aus ihnen Kraft schöpfen können. Für alle Menschen ist es wichtig, Frieden mit ihrer Vergangenheit und Herkunft zu schließen. Der November-Neumond bietet hierfür den idealen Zeitpunkt. Für den modernen Menschen stimmige Ahnenrituale und die dazugehörige Räuchermischung werden auf Seite 220 beschrieben.

Persönliche Fragen zu Samhain

- Was brauche ich nicht mehr und kann es jetzt loslassen?
- Was will in mir sterben, um Platz für Neues zu schaffen?
- Welche meiner Ahnen unterstützen mich?
- Mit welchen Ahnen ist noch eine Aussprache nötig?

Räucherpflanzen
Rauchopfer für die Ahnen: Wacholder, Eibe, Holunderblüte, Beifuß, Salbei, Bartflechte, Fichtenharz, Engelwurz, Eisenkraut.

Zum Orakeln
Alraunenwurzel, Bilsenkraut, Lorbeer, Hanf und Schafgarbe.

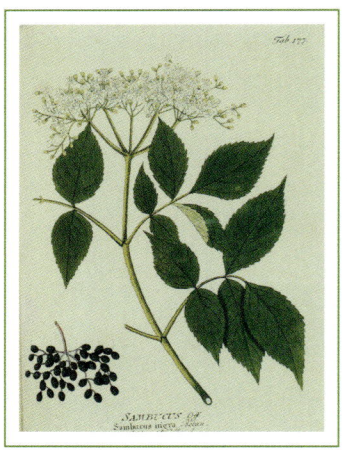

Holunder

Julfest – Wintersonnwende
21. Dezember

✳ SYMBOLIK: Das Samenkorn erwacht und fängt zu keimen an. Es sehnt sich nach dem Licht.

Das nächste Fest im Jahreslauf ist Wintersonnwend. Es ist die dunkelste Nacht des Jahres, die das Licht gebiert. Unser Weihnachten mit vielen Kerzenlichtern und immergrünen Gehölzen ist natürlich das christianisierte Julfest. Ursprünglich aber wurde die Geburt der wiederkehrenden Sonne gefeiert. Ihr zu Ehren verräucherte man weihende Harze und Kräuter mit der Sonnensignatur. Der Julblock, ein aus Eichenholz gebundenes Holzbündel mit einer Kerze darin, wurde gesegnet und zur späteren Verwendung als Wetterzauber aufbewahrt. Außerdem wurde der Jahreszeitenkranz (später: Adventskranz) mit je einer Kerze pro Jahreszeit und dem Symbol des nie endenden Jahreszyklus gewunden. Die Menschen gingen davon aus, dass sich die Vegetationsgottheit über den Winter in die immergrünen Zweige der Tanne und Fichte zurückgezogen hatte. Diese holte man sich nun zusammen mit den Gehölzen ins Haus und erweckte sie mit dem Feuer der Kerzen zum Leben.

Auch unsere Weihnachtsplätzchen mit ihren Mond-, Sonne-, Stern- oder Tierformen waren früher Symbole, deren Kräfte man sich mit dem Verzehr einverleibte. Diese alten Opferbrote wurden in den Wind, in das Wasser, in das (Herd-)Feuer und in die Erde gegeben, als Dank für die über das Jahr hinweg erhaltenen Gaben, In Rumänien behielt man sogar etwas von dem Mehl des Weihnachtsgebäcks zurück, um damit gegebenenfalls Erkrankte abzuräuchern.

Die Tiergestaltenplätzchen waren Symbole für die Opfertiere. Demzufolge mussten nicht die wenigen und daher wertvollen Nutztiere geschlachtet werden. Die Menschen drückten damit ihren Dank aus und teilten ihren Reichtum mit den Kräften und den »hungrigen Geistern«. Hungrige Geister waren Wesen aller Art – Menschen, Tiere, aber auch Naturwesen und Geister.

Auch heute noch ist es eine schöne Geste, Äpfel, Backwerk und Getreidehalme für die Wildtiere an einen Baum in den Wald zu hängen. Die Kinder sind meist begeistert von dieser Art von Weihnachtsbäumen.

Geräuchert wurde, wie erwähnt, mit Pflanzen, die die Sonnensignatur in sich tragen (z.B. Alant, Johanniskraut etc.) – zu Ehren der wiedergeborenen Sonne. Interessant dabei ist, dass diese Pflanzen segnende und antidepressive Wirkung haben. Auch heute noch können wir um die Weihnachtszeit herzerwärmende und stimmungserhellende Pflanzen verräuchern, um die in vielen Familien angespannte und stressvolle Weihnachtszeit friedlicher und harmonischer zu gestalten. Der würzig-warme vanillige Geruch entspannt uns und schafft eine harmonische und feierliche Atmosphäre.

Persönliche Fragen zum Julfest

- Was will von mir geboren werden, was will ans Licht?
- Welches Talent will von mir erträumt werden?

Räucherpflanzen

Alantwurzel, Beifuß, Fichten- oder Tannenharz, Ilexbeeren, Johanniskraut, Mariengras, Mistel, Myrrhe, Nelke, Rosenblätter, Weihrauch und Zimt.

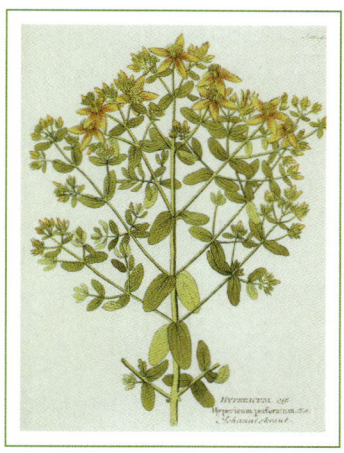

Johanniskraut

Rau(ch)nächte

Die Raunächte beginnen in den meisten Gegenden nach der Heiligen Nacht, also in der Nacht vom 25. auf den 26. Dezember. Sie dauern zwölf Nächte lang bis Heiligdreikönig, dem 6. Januar. Es ist die Zeit zwischen der Zeit, wenn die Winterstürme über das Land fegen und die hungrigen Raubtiere den Gehöften immer näher kamen. In dieser Zeit verließen die Menschen nach dem Hereinbrechen der Dunkelheit ihr schützendes Haus nicht mehr. Denn draußen ritt die Percht mit ihrem »wilden Gefolge« übers Land.

Die Percht war die mächtigste Unterweltgöttin im Alpengebiet, die über Leben und Tod herrschte. Sie holte die toten Seelen, die bis zu den Raunächten dahinirrten und sich an Wegkreuzungen und »verwunschenen« Plätzen sammelten. Sie war eine Art Tödin, die die Seelen ins Jenseits führte, und hatte ein gütiges und ein schreckliches Gesicht, je nachdem, wie die Seelen zu Lebzeiten gewirkt hatten. In ihrem Heer ritten mit den toten Seelen Waldgeister, Gnome und Kobolde. Die Lebenden fürchteten, in der Dunkelheit auf dieses Heer zu treffen und mitgenommen zu werden. Es gibt viele Geschichten, in denen die Percht auf lebende Menschen trifft und deren Herz prüft. Dafür verändert die Percht ihre Gestalt und wird zum armen Tier oder zum Bettler.

Im Norden Europas, außerhalb des Alpenraumes, war es nicht die Percht, sondern Wotan mit Wölfen und den zwei Raben (für Zukunft und Vergangenheit) im Gefolge, der in den Raunächten umherschweifte.

Diese zwölf Nächte sind der Höhepunkt des Orakeljahres. In dieser Zeit kann tagsüber schützend und reinigend geräuchert und abends mit den Orakelpflanzen durch den Rauch in die Zukunft geschaut werden. Jede Nacht der zwölf Nächte steht für einen Monat des kommenden Jahres. Eine andere Tradition ist es, in den ersten sechs Nächten das Vergangene abzuschließen, um dann in den folgenden sechs Nächten das Kommende zu visionieren.

Zum Abschluss der Raunächte wird am Dreikönigstag mit weihenden Pflanzen und Harzen durchs Haus gegangen. Weit verbreitet ist noch der Brauch, *K+M+B* und die Jahreszahl mit Kreide an den Türstock zu schreiben. Ein Schutzritual, das heute nach Kaspar, Melchior und Balthasar benannt ist. Im frühen Mittelalter hießen sie noch Katharina, Margarete und Barbara, die den 14 nothelfenden Heiligen zugeordnet waren. In vorchristlicher Zeit wie-

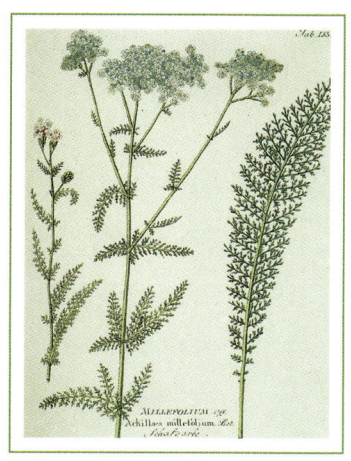

Schafgarbe

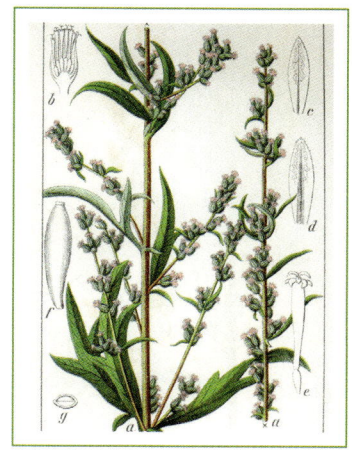

Beifuß

derum nannte man sie Anbeth (Erde), Wilbeth (Sonne) und Barbeth (Mond) – die drei alpenländischen Bethen als Ausdruck der weiblich-göttlichen Trinität.

Räucherpflanzen

Reinigend und schützend: Bartflechte, Beifuß, Engelwurz, Eschensamen, Fichtenharz, Holunder, Lavendel, Meisterwurz, Mistel, Salbei.

Orakeln: Alraunenwurzel, Beifuß, Bilsenkraut, Lorbeer, Mistel, Schafgarbe.

Segnend: Mariengras, Myrrhe, Rose und Weihrauch.

Lichtmess – Imbolc
1./2. Februar oder zunehmender Februar-Halbmond

✳ **SYMBOLIK**: Das Samenkorn hat gekeimt und treibt dem Licht entgegen.

Das nun folgende Fest ist Lichtmess, ein Weihe- und Reinigungsfest. Lichtmess ist ein stilles Fest, ein Fest des Berührtwerdens vom jungen Licht des Tages. Zu Lichtmess hat das Licht, das zur Sonnwend geboren wurde, endgültig gesiegt. Es ist merklich heller geworden und das Abendbrot kann wieder bei Tageslicht gegessen werden.

Bei den Kelten war das Fest der Göttin Brigit geweiht, eine Göttin der Dicht- und Schmiedekunst sowie der Geburten. Sie war auch Schutzpatronin der Ärzte und Hebammen. An Lichtmess wurden Kerzen, Wachs- und Bienenstöcke mit dem Rauch segnender Pflanzen geweiht. Diese Kerzen waren daraufhin schutzmagisch wirksam. Sie wurden im Lauf des Jahres bei Gewitter, Geburt oder Krankheit angezündet.

Es war ein großes Fest des Neubeginns, denn nach der langen Winterzeit, in der alle Fenster und Türen gegen die Kälte fest verriegelt waren, wurden sie nun weit geöffnet und Haus und Hof mit reinigendem Räucherwerk geräuchert. Man nannte dies die »Krankheitsdämonen vertreiben« und dies war nach dem langen Winter im stickigen Raum sicher sehr nötig. Dann wurde das Gesinde ausbezahlt und nun für wieder ein Jahr neu eingestellt. Wer nicht mehr zum Hof passte, musste jetzt gehen und sich um neue Arbeit umsehen. Dadurch war es natürlich auch ein großer Orakeltag, denn ein möglicher Hinauswurf barg stets eine unsichere Zukunft.

Lichtmess ist auch heute ein idealer Tag, um die Wohnung und das Haus mit Rauch zu reinigen und zu segnen. In einem Reinigungs-Räucherungsritual können wir neue Impulse und »frischen Wind« herbeirufen (siehe S. 215 ff.).

Persönlichen Fragen zu Lichtmess

- Was will von mir gereinigt bzw. *be*reinigt werden?
- Welches neue Talent/Thema habe ich zum Julfest geboren, das ich jetzt begrüßen darf?
- Was ich erträumt habe, wird jetzt für mich spürbar?
- Wie kann ich es stärken?

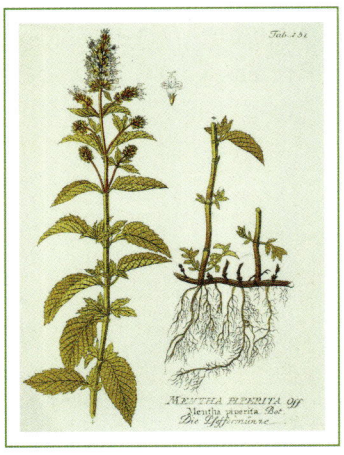

Minze

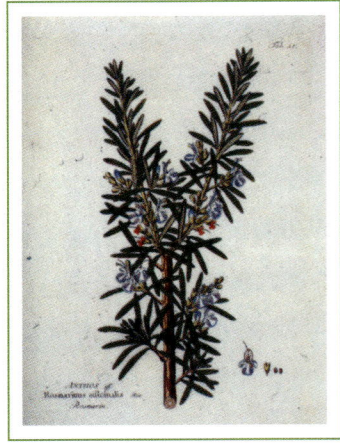

Rosmarin

Räucherpflanzen

Alant, Beifuß, Copal, Fichte, Lavendel, Minze, Rosmarin, Salbei, Schafgarbe, Tanne, Thymian, Wacholder.

Ostara – Frühlings-Tag-und-Nacht-Gleiche

20. – 23. März

❋ SYMBOLIK: Der Keimling ist durch die Erde gestoßen. Er entfaltet seine Keimblätter und genießt das Licht der Sonne. Er braucht jetzt Pflege.

Die Frühlings-Tag-und-Nacht-Gleiche, genannt nach der germanischen Frühlingsgöttin Ostara, ist das letzte Fest im dunklen Halbjahr. Danach sind die Tage wieder länger als die Nächte.

Das Samenkorn in uns, das wir zu Allerseelen in uns erträumt, zum Julfest geboren und zu Lichtmess begrüßt haben, fängt jetzt an, aus dem dunklen Grund unserer Seele zu sprießen und in die Welt hinein sichtbar zu werden.

Die Frühlingskräfte haben gewonnen und alles beginnt zu wachsen. Die Weiden und Hasel blühen, Veilchen, Huflattich und Schlüsselblumen zeigen sich in zarter Schönheit. Der Hase, das Tier der Mondgöttin, wird jetzt wegen seiner immensen Fruchtbarkeit verehrt. Nach der Winterpause legen nun auch die Hühner wieder, also werden genügend Eier, das Symbol der Ganzheit und des Neubeginns, zum Ostarafest bereitliegen. Ein Büschel mit Palmzweigen (Weidenkätzchen) und der Frühlingsherold werden nun gebunden und im segnenden Rauch geweiht. Der Palmbuschen als Symbol des Friedens wird im »Hergottswinkel« bis zum nächsten Osterfest aufgehängt. Schutz und Fruchtbarkeit bringt der Frühlingsherold, den man vor die Tür stellt oder am Gartenzaun befestigt. Alle magischen Gebinde werden beim darauf folgenden Jahreskreisfest im Feuer verbrannt, um Platz für neue zu machen.

Ebenso geweiht werden Eier, Brot, Schinken und Salz, die danach zusammen beim Osterfest verspeist werden. In der christlichen Tradition Süddeutschlands wurden am Karfreitag vor Ostern noch einmal Haus und Hof mit reinigendem Rauch gereinigt. Am Palmsonntag wird das Palmbüschel und am Ostersonntag die Essensgaben in der Messe mit Weihrauch geweiht. Das angebrannte Holz der Osterfeuer, die in der Nacht zum Ostersonntag brennen, wird in die Häuser gebracht – es besitzt Macht gegen Gewitter.

Ein magisches Reinigungsmittel ist das Wasser, das in der Osternacht von jungen Mädchen schweigend von einer Quelle geholt wird. Das Osterwasser wurde zu Heilzwecken getrunken.

Persönlichen Fragen zu Ostara
- Wie kann das junge Pflänzchen in mir in die Welt hinein sichtbar werden?
- Welche Nahrung, Pflege und Raum braucht es?

Räucherpflanzen
Reinigend: Alant, Engelwurz, Thymian, Copal, Lavendel.
Segnend: Alant, Copal, Lavendel, Myrrhe, Rose und Weihrauch.

Bei den folgenden Sommerfesten spielt die Überlieferung des Räucherns keine große Rolle. Dafür sind große, kraftvolle Feuer und der Rauch des verbrannten Holzes wichtig. Die Feuer vertreiben die Dunkelheit und sind kleine Abbilder der Sonne. Mit dem Rauch des Feuers wird orakelt. Zieht der Rauch Richtung Feld oder Obstwiese, wird es eine gute Ernte geben.

Die Feuer der Sommerfeste gelten als blitz- und hagelabweisend. Ich vermute, dass hier ein vergessener Räucheraspekt hinzukommt. Es ist bekannt, dass unsere Vorfahren gegen Unwetter bestimmte Pflanzen verräuchert haben (siehe auch S. 39). Ob im Voraus schon für die kommenden Wochen zur Unwetterabwehr geräuchert wurde, ist leider nicht bekannt. Für mich liegt jedoch die Querverbindung nahe, dass zu Wetterfeuern auch Wetterpflanzen verräuchert wurden.

Walpurgis – Beltane
30. April/1. Mai – Vollmond

✳ SYMBOLIK: Das Pflänzchen ist zur Blütenknospe herangewachsen, die Knospe öffnet sich, umworben von Schmetterlingen und Bienen.

Ein Fest der wilden Weiber! Eine lustige Mai-Orgie, in der wir um das Feuer tanzen, um die Wette fliegen und über unseren Schatten springen. Ein Fest der Lust, der Freude und der Ekstase. Der Himmelsherold vereinigt sich mit der noch jungfräulichen Erdgöttin. Der Maibaum mit seiner kranzumfassten Spitze ist das Symbol dafür. König und Königin vereinigen sich vor dem Volk auf dem Feld. So ist die Fruchtbarkeit für das Jahr gesichert.

Dieses erotische und freizügige Fest konnte die Amtskirche so nicht geschehen lassen. Also musste das Ganze verteufelt werden und Geschichten vom Hexensabbat auf dem Blocksberg und dergleichen Mär machten die Runde. Vermutlich trafen sich die Vorchristen zu ihren Festen auf Kraftplätzen wie Bergrücken, Schluchten, an großen Felsen etc. Ohne Moralkodex ging es dabei sicherlich berauschend zu. Übrigens: Rauschähnliche Zustände wurden in erster Linie durch ekstatische Tänze und Gesänge erzielt; die Helferpflanzen (Drogen) waren nur zusätzliche Hilfsmittel. Überreste dieser Tänze finden sich heute noch in den oft recht braven Bändertänzen mit all ihren Verwicklungen.

Räuchertypisch für die Walpurgisnacht ist natürlich eine

aphrodisierende Liebesräucherung für den »Herold« oder die »Göttin«. Wenn der Wert mehr auf Magie und Zeitreise bzw. Hexenflug gelegt wird, gibt es bewusstseinserweiternde Räucherungen mit Lehrerpflanzen. Diese Pflanzen sind psychoaktive Pflanzen, die von den Schamanen der Welt genutzt werden, um in andere Dimensionen zu reisen. Selbstverständlich gehört diese Art der Anwendung nur in die Hände fachkundiger SchamanInnen und Hexen.

Persönliche Fragen zur Walpurgisnacht
Frage nichts! – Feiere dich pur!

Räucherzutaten für die Liebe
Benzoe, Hanf, Mohn, Muskatellersalbei, Rose, Rosmarin, Styrax.

Für den Flug
Alraunenwurz, Bilsenkraut, Eibe, Thuja.

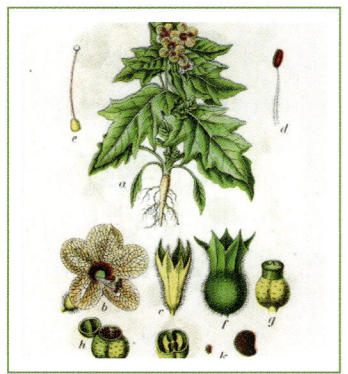

Bilsenkraut

Johanni – Sommersonnwende

21. Juni

✳ SYMBOLIK: Die Knospe ist erblüht und befruchtet. Der Same für das Kommende ist gelegt. Bald werden die Blütenblätter fallen.

Die Sommersonnwende hat den längsten Tag und die kürzeste Nacht, ist also somit der Spiegel des Wintersonnwendfestes.

Wer eine Zeit lang die Jahresfeste bewusst erlebt, dem wird schnell klar, dass es keine »größeren« oder »kleineren« Feste gibt. Das Rad rollt und alles ist im Wandel. Was in diesem Jahr gesät wurde, steht jetzt in seiner vollen Blüte und will hin zur Reife wachsen. Alles ist lebendig und voller Kraft, trägt aber in sich schon das natürliche Ende.

Für viele Kräuter ist jetzt Erntezeit. Allerorts wird nun der heilkräftige Kräuterbuschen gebunden – 7 oder 9, 77 oder 99 Kräuter sollte er beinhalten. Welche Kräuter hineingebunden werden, ist von Region zu Region unterschiedlich, je nachdem, was vor Ort wächst. Oft steht in der Mitte des Büschels die Wetterkerze (Königskerze). Der Kräuterbuschen oder besser: *Die* Kräuterbuschen, denn ein Haushalt brauchte mehrere, wurden für den Winter als Haus- und Stallapotheke aufgehoben. Die darin enthaltenen Pflanzen verwendete man als Medizin für Tees und

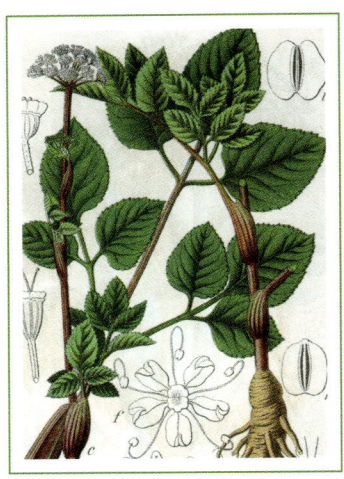

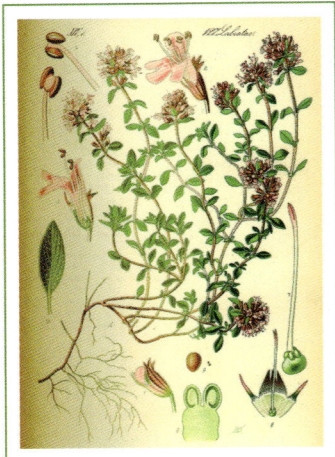

Erzengelwurz   Quendel

Auszüge sowie als Räucherschatz. Diese Büschel wurden im segnenden Rauch geweiht. In der katholischen Kirche gibt es heute noch die Kräuterweihe.

Zur Sommersonnwende gehören auch große Feuer. Frauen überspringen sie mit geflochtenen Gürteln aus Beifuß und Bärlapp, um geschützt und fruchtbar auf allen Ebenen für die kommende Zeit zu sein. Wohin der Rauch der Sonnwendfeuer zieht, dort wird es gute Ernte geben. Doch damit es gute Ernte gibt, dürfen keine Unwetter die Saat vernichten. Deshalb muss das Johannifeuer auch schutzmagisch auf das Wetter wirken, indem entsprechende Bitten gesprochen und Wettersegenpflanzen verräuchert werden.

Persönliche Fragen zu Johanni

- Bin ich dieses Jahr erblüht?
- Kann in mir und durch mich Frucht reifen?
- Was ist in mir erblüht?

Räucherpflanzen

Segnend: Alantwurzel, Beifuß, Copal, Dost, Engelwurzwurzel, Johanniskraut, Mariengras, Myrrhe, Rose, Thymian und Weihrauch.

Wetterpflanzen: Beifuß, Dost, Johanniskraut, Rainfarn, Wetterkerze.

Schnitterfest – Lughnasad
31. Juli/1. Aug. oder zunehmender Halbmond

✳ SYMBOLIK: Die Pflanze trägt Samen, sie müssen noch ausreifen.

Lughnasad – das Fest des ersten Kornschnitts. Es wird auch das Fest des ersten Brotes genannt, da aus dem frisch geschnittenen Korn das erste »neue« Brot gebacken wurde. Diese Brote nennt man Gebildebrote, da sie die Form der Sonne, einer Spirale, der Unendlichkeitsschleife oder anderer Symbole haben. Durch sie gibt sich der Kornkönig – Lugh – hin, um die Menschen zu nähren. Es ist der Beginn der Erntezeit und um uns herum steht alles in Blüte und Fülle. Die ersten Ähren sind reif und auch wir sind zur Reife hin gewachsen. Schwer haben wir gearbeitet, damit wir zur Reife gelangen. Aber noch können wir die Früchte unserer Arbeit nicht genießen. Sie sind uns noch nicht sicher. Wie außen so innen – daher ist der August die Zeit der häufigsten Gewitter, und ein Hagelschauer könnte die gesamte Ernte vernichten.

Auch hier werden wieder – wie bei Johanni – Feuer zum Wettersegen entzündet. Wir binden Kränze aus Blüten und Ähren, um uns selbst und das Haus zu schmücken und die Fülle des Sommers zu ehren.

Persönliche Fragen zum Schnitterfest

- Muss ich meine Frucht schützen?
- Wie kann ich sie behüten und stärken?

Räucherpflanzen

Alant, Dost, Eberraute, Mariengras, Muskatellersalbei, Rose, Wermut und spezielle Wetterpflanzen wie Beifuß, Johanniskraut, Rainfarn und Wetterkerze.

Erntedank – Herbst-Tag-und-Nacht-Gleiche

20. – 23. September

✳ SYMBOLIK: Das Samenkorn ist reif und hängt an der Ähre.

Die Ernte ist nun eingebracht, die Arbeit des Sommers ist getan. Wir sind gewachsen und haben Frucht gebracht, so wie die Erde – unsere Mutter. Es ist Zeit, ein Freudenfest zu feiern und für die inneren und äußeren Gaben zu danken. Wir wissen, dass eine gute Ernte neben harter Arbeit auch eine Gnade, ein Geschenk des Himmels, der Erde und des Göttlichen in allem ist.

Früher wurden Kronen aus Kornähren geflochten und Ornamente aus Früchten gelegt, die man mit weihenden Harzen und Kräutern segnete. In einer Prozession, in der geräuchert, gebetet und gesungen wurde, gingen die Menschen ein letztes Mal um das abgeerntete Feld. Dann steckten sie den Hegewisch – einen mit Kornähren geschmückten Stab – in die Erde. Mit Rauchopfern wurde auch hier noch einmal den Erd- und Himmelskräften für die heimgebrachte Ernte gedankt. Erntedank ist ein Fest des Teilens und des Mitteilens. In manchen Gegenden war es Brauch, die letzten Ähren des Feldes stehen zu lassen, um der Vegetationsgottheit einen Rückzugsplatz zu geben und um den Wildtieren Nahrung zu lassen.

Auch wir können den Brauch des Teilens pflegen, indem wir an die Bäume des Waldes Ähren oder volle Sonnenblumen hängen, damit die Vögel und andere hungrige Wesen sich daran laben können.

Zum Erntedankfest gehören Tanz und Gesang, ein Festmahl und lachende Kinder. Es ist ein wirkliches Feiern der Fülle! Vielerorts wird Kirmes gefeiert, zu der an den Heuschobern lange Kirmesschaukeln für Groß und Klein angebracht werden. Es ist die Zeit des jungen Weines, der zum Festmahl genossen wird. Ein beschwingtes Fest, ein Höhepunkt vor dem kommenden Sterben.

Persönlichen Fragen zum Erntedankfest

- Was ist meine Frucht und Ernte dieses Jahr?
- Was sind meine Gaben, wo kann ich mich ganz und gar verschenken?

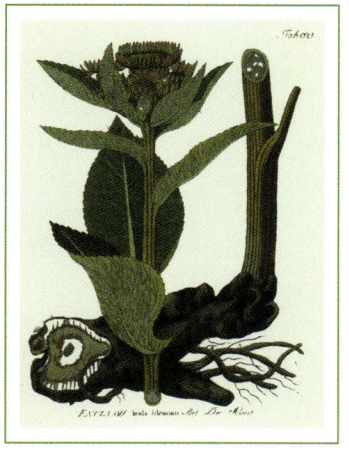

Alant

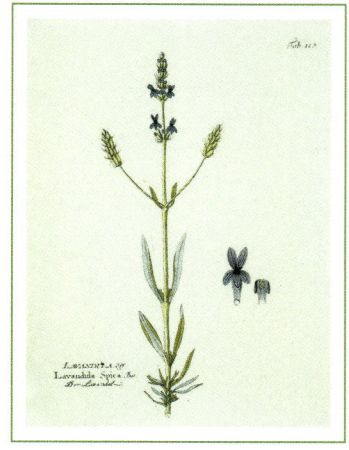

Lavendel

- Wo ist meine Fülle? Eine Fülle, die sich im Verschenken vermehrt. Ein Sich-Verströmen.

Räucherpflanzen
Segnend: zum Beispiel Alantwurzel, Benzoe, Johanniskraut, Lärchenharz, Lavendel, Mariengras, Muskatellersalbei, Myrrhe, Rose, Styrax und Weihrauch.

Alltagsrituale

Im vorangegangenen Kapitel konnten wir erkennen, wie sehr die Feste im Jahreskreis das Leben des Einzelnen und der Gemeinschaft prägten – und es immer noch tun. Denn viel ist vom alten Brauchtum auch in der heutigen Zeit lebendig geblieben.

Wenn wir achtsam sind mit uns selbst, mit anderen und mit der Natur, werden wir spüren können, dass Rituale ein respektvoller Akt für das Miteinander sind, darüber hinaus unseren Horizont erweitern und dabei helfen, die Herausforderungen des Alltags kraftvoller anzunehmen.

Ich gehe davon aus, dass wir Menschen im Rahmen der kosmischen Ordnung und des göttlichen Willens unser Leben selbst kreieren. Die Bewusstseinserweiterung, die durch ein Ritual ausgelöst wird, wirkt in unser alltägliches Leben hinein. Stimmige Rituale haben eine höchst magische Qualität. Sie setzen uns in eine eigene Raum-Zeit-Dimension.

Dies zeigt sich auf unterschiedliche Art und Weise: Bei vielen Ritualen in der Natur, bei denen ich selbst anwesend war, habe ich beispielsweise die Erfahrung gemacht, dass das Wetter das Ritual immer unterstützt. Wie oft wurde nicht schon der Himmel wie von Zauberhand während der Rituale aufgerissen, selbst wenn es vorher in Strömen geregnet hatte!

Ein anderes Beispiel: Ich traf mich mit Freunden für einige Zeremonialtage an einem gut frequentierten Wanderweg im Voralpenland. Während der gesamten Tage begegnete uns nur ein einziger Mensch, der nicht zur Gruppe gehörte. Dieser brachte jedoch unwissentlich die Antwort auf eine zum Ritual gestellte Frage. Nach Beendigung des letzten Rituals kamen plötzlich immer wieder Wanderer an uns vorbei, bis hin zu einer größeren, japanischen Reisegruppe. Ich erkenne daran, dass unsere Absicht und unser Handeln im Einklang mit der kosmischen Ordnung standen.

Solche Phänomene können wir immer wieder beobachten. Das heißt natürlich nicht, dass ich Ihnen raten würde, sich für ein intimes, ungestörtes Ritual in eine belebte Fußgängerzone zu stellen! Sorgen Sie vielmehr zuallererst für ein geschütztes Umfeld, und alles, was dann in der Zeit des Rituals von außen oder innen auf Sie zukommt, ist Teil des Rituals selbst. Deshalb kann ein verirrter Tourist oder ein wütender Jäger symbolisch die Antwort auf eine im Ritual gestellte Frage sein. Auch Zeitdehnung oder Zeitkomprimierung ist im Ritual immer wieder erlebbar. Dabei ist es gleichgültig, wie viel alltägliche Zeit Sie sich für die Zeremonie genommen haben, denn während der »Ritualzeit« – die nicht mit einer Uhr zu messen ist – hat alles seinen zeitlichen Platz. Hier spielt, wie ich glaube, die Energie vom richtigen Ort, der richtigen Zeit und dem richtigen Tun eine Rolle. Es ist wie ein Herausgenommensein aus dem »normalen« Leben in eine eigene kleine Welt, in der sich etwas vergrößert erkennen lässt. Durch Ritualarbeit wird das Eingebettetsein in eine spirituelle Dimension deutlich.

Im Folgenden habe ich für Sie einige Rituale aufgeführt, mit denen Sie unterschiedlichste Erfahrungen machen werden. Sie können neue Impulse fürs Leben geben und den Alltag klären und bereichern.

Reinigungs-Räucherritual für Haus und Hof

Reinigende Räuchermischung

2 Teile Salbei
1 Teil   Lavendel
½ Teil   Engelwurzel. zerkleinert
1 Teil   Wacholderspitzen
1 Teil   Thymian
1 Teil   Fichtenharz, zermahlen
2 Teile Copal, zermahlen

Gerade bei älteren Häusern ist es ratsam, sie auch energetisch zu reinigen, damit die Energien oder Streitigkeiten aus der Vergangenheit und ihrer Vorbewohner gewandelt und geläutert werden. Manchmal können sich verstorbene Seelen nur schwer von ihrer Lebenszeit lösen. Räuchern ist hier eine wunderbare Hilfe, um all diese vergangenen Energien zu transformieren.

Für das Räucherritual benötigen wir eine tragbare Räucherschale (bitte zur Wärmeisolation Sand in die Schale füllen), eine Räucherkohle und eine Reinigungs-Räuchermischung. Dazu eine Feder oder einen Fächer, um den Rauch im Raum zu verteilen. Vor dem Räucherritual ist es wichtig, das Haus aufzuräumen und zu putzen. Hilfreich ist es, sich von Dingen zu trennen, die schon seit Jahren unbenutzt und ungebraucht sind.

In manchen Häusern ist ein Herrgottswinkel oder Hausaltar vorhanden. Dort ist Platz für Bilder und Erinnerungen an die persönlichen Ahnen und an die Vorfahren des Hauses. Jetzt wollen auch sie geachtet und geehrt werden. Schön ist es, wenn die ganze Familie oder auch Freunde Lust haben, mitzuräuchern – aber es geht auch allein. Während des Rituals kann gesungen, getönt und getrommelt werden.

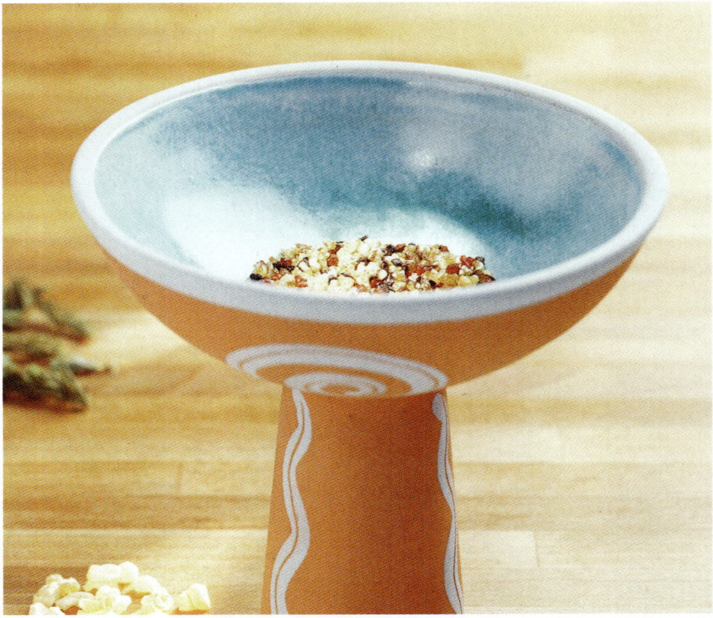

Wir beginnen im Keller, denn die reinigende Kraft des Rauches steigt nach oben. Dann gehen wir vom Erdgeschoss zum ersten Stock usw. bis hoch zum Dachboden. Jeden Raum räuchern wir im Uhrzeigersinn. Vor allem in den Ecken und Nischen hängen oft alte Energien. Am besten lassen Sie sich von Ihrem eigenen Gefühl leiten und fächern besonders an Stellen, wo Sie das Bedürfnis dazu verspüren. Vertrauen Sie Ihrer Intuition!

Beim Räuchern ist es wichtig, Fenster zu öffnen oder zu kippen. Was dem Rauch entflieht, soll auch hinauskönnen!

Nachdem das Haus von innen geräuchert wurde, kann mit dem Räucherwerk auch um das Haus und den Garten herumgegangen werden. Wenn das Haus auf allen Ebenen gereinigt ist, besteht zusätzlich die Möglichkeit, die bewohnten Räume (Wohnzimmer, Küche, Schlafzimmer) mit Segnungskräutern zu weihen.

Anschließend wird gemeinsam gefeiert und gespeist.

Räuchern bei Lern-schwierigkeiten und Prüfungsängsten

Ein sehr schönes und sinnvolles Ritual, das das Lernen er-leichtert oder Prüfungsangst mildert, habe ich zusammen mit Kindern zwischen sieben und neun Jahren erarbeitet. Alle Ideen hierfür kamen von den Kindern selbst. Vorgege-ben waren viele Kräuter und Harze, aus denen sich die Kin-der ihre persönliche Räuchermischung zusammenstellten. Ein Mädchen zum Beispiel suchte sich nur Blüten aus, ein Junge wählte nur Harze, andere lasen die kurze Beschrei-bung der Pflanzenwirkung, und wieder andere zogen sich mit geschlossenen Augen intuitiv ihre Harze und Kräuter heraus. Die ausgewählten Pflanzen passten interessanter-weise hundertprozentig zu der jeweiligen Problematik, die das Kind mitbrachte! Und so vollzog sich das Ritual:

Das Kind räucherte sich und seinen Schreibtisch mit sei-ner Räuchermischung. Dann stellte es die Räucherschale auf den Tisch und hielt ein kleines Stofftaschentuch in den Rauch, um es zu beduften. Daraufhin schenkte es sich einen Kräutertee ein, den es sich ebenfalls selbst zusam-mengestellt hatte, und legte seine Lernsachen zurecht. An-schließend gab es sich selbst eine kleine Kopfmassage und begann zu lernen. Wenn es nicht mehr weiterwusste, nahm es einen Schluck Tee, legte die Räucherung nach und mas-sierte sich erneut die Schläfen.

Dieses kleine Ritual kann das Kind nun immer machen, wenn es für eine Prüfung lernt. Zur Prüfung selbst nahm es eine Thermoskanne mit dem Tee mit und das beduftete Tüchlein (mit dem zuständigen Lehrer abklären). Wenn es nun in der Prüfung nicht mehr weiterwusste, trank es einen Schluck vom Tee, roch an dem Tuch und massierte sich die Schläfen. Das brachte erneute Konzentration und zusätzlich öffnete dies die Zellerinnerung. Durch den Geruch, der ja sein Zentrum im Stammhirn hat, erinnerte sich das Kind zusammen mit den anderen Sinneswahrnehmungen (Riechen und Fühlen) an das Gelernte. Das Gehirn gab die in den Zellen gespeicherte Erinnerung an das Tagesbewusstsein ab.

Fazit: Kinder und Mütter waren begeistert und selbst das Lernen machte wieder mehr Spaß.

Warum die Ahnen rufen?

Traditionell werden in unserem Kulturkreis Ahnenzeremonien zu Samhain, also Allerseelen, abgehalten. Der katholische Brauch, an diesem Tag die Gräber zu richten und während der kirchlichen Segnung dort zu stehen, um zu beten, ist nichts anderes. In dieser dunklen, nebeligen Novemberzeit, in der die Natur wie abgestorben innehält, ist für uns der Zugang zur Ahnenwelt (DNA), zur Unterwelt (Unterbewusstsein), zu unterschiedlichsten Erdwelten sehr leicht. Die Erd- und Himmelsenergien, in deren Spannungsfeld wir leben, helfen uns jetzt, nach innen zu sehen.

In vielen Kulturen gehen die Menschen davon aus, dass die Ahnen lebendig sind. Sie wirken auf ihre Weise als energetisches Feld oder System, in das wir eingebunden sind, und in den Genen, der DNA, die wir ererbt haben. Wie uns die Familienaufstellung nach Bert Hellinger zeigt, wirken die Familienstrukturen über mehrere Generationen hinweg. Wir sind darin eingebunden oder verwickelt, ob wir nun wollen oder nicht. Sich mit seiner Herkunft, seiner Linie zu beschäftigen ist sicherlich für viele Menschen wichtig. Dadurch lernen wir unsere Beweggründe besser zu verstehen und erweitern unser Bild über uns selbst.

Wenn wir uns unserer Vergangenheit gestellt und mit ihr Frieden geschlossen haben, können wir den Energiestrom unserer Linie spüren. Für mich ist dies das »wahre Erbe«. Die Kraftlinie der DNA pulsiert und lässt Wissen, Talente und Kraft zu uns fließen und wird von uns weitergegeben. Das geht über die körperliche Vererbung weit hinaus. Wenn wir energetischen Kontakt zu den Ahnen haben, können sie zu persönlichen Begleitern werden, die uns wohlwollend leiten. Von dieser Erfahrung wird in vielen Märchen erzählt, wie zum Beispiel bei Aschenputtel, beim Machandelbaum und bei der Gänseliesel, um nur einige zu nennen. Wie wir solch wohlwollende Begleitung zulassen und erleben, hängt von jedem selbst ab.

Möglichkeiten, mit den Ahnen in Kontakt zu kommen, sind die unter anderem bereits erwähnte Familienaufstellung nach Bert Hellinger und/oder Ahnenzeremonien. Bei diesen Zeremonien sind die Pflanzenkräfte große Helfer. Sie fungieren sozusagen als Mittler zwischen uns und den Ahnen und unterstützen die Kontaktaufnahme. Wieder sind es unsere Märchen, die von solchen »Ahnenpflanzen« berichten (in der englischen Version die drei Nüsse

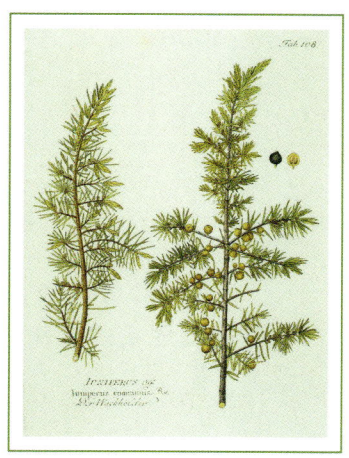

Wacholder

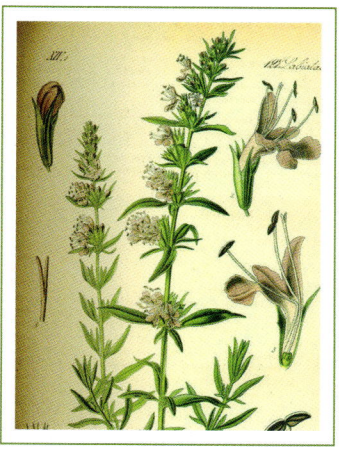

Ysop

für Aschenputtel, der Machandelbaum, Frau Holle und ihr Holunder). Und oft sind es genau die Pflanzen, die seit Generationen auf die Gräber gepflanzt werden, wie Eibe, Lebensbaum, Wacholder und Veilchen.

Diese Pflanzen können wir während der Zeremonie verräuchern, und mit ihnen können wir gemeinsam in die Ahnenbereiche aufbrechen.

Ahnenzeremonie

Räuchermischung

3 Teile Wacholdernadeln
½ Teil Eibennadeln
2 Teile Fichtenharz, zerstoßen
½ Teil Lebensbaum (Thuja)
3 Teile Salbei
1 Teil Beifuß
½ Teil Engelwurz-Wurzel, zerkleinert

Gestalten Sie für sich einen Altar mit den Fotos Ihrer Ahnen, mit einer Kerze, mit Blumen, eventuell auch mit einer Schale Wasser oder Wein, mit Brot oder Salz…

Dann räuchern Sie sich, den Altar und den rituellen Raum von unten nach oben ab. Anschließend stellen Sie die Räucherschale auf den Altar, entfernen das verkohlte Räucherwerk und streuen neues nach.

Nun setzen Sie sich in gesammelter Stimmung bequem vor Ihrem Altar nieder und konzentrieren sich auf die Anrufung. Klatschen Sie dreimal laut und bestimmt in die Hände und sagen Sie mit fester Stimme: »Ich… (Ihr Name) rufe meine Ahnen. Ich bitte sie, mich in meinem Leben wohlwollend zu unterstützen und mir mit ihrem Rat beizustehen. Wenn die Ahnen mir etwas mitzuteilen haben, ist jetzt Raum dafür!«

(Natürlich bleibt es Ihnen überlassen, welche Worte

Sie letztendlich wählen, wichtig sind nur Klarheit und Bestimmtheit in der Formulierung.)

Lauschen Sie nun nach innen, und warten Sie ab, ob Bilder, Worte oder Sätze, der Name einer Person oder Momente einer Situation aufsteigen. Dies alles können Antworten oder Hinweise sein. Mit allem, was auftaucht, lässt sich anschließend gut assoziieren, reflektieren oder nachforschen.

Wenn Sie das Gefühl haben, dass für den Moment alles gesagt ist, bedanken und verabschieden Sie sich. Ergänzend können Sie noch um den Segen Ihrer Vorfahren bitten.

Nun lösen Sie den Ritualraum auf, indem Sie nochmals in die Hände klatschen und die Kerze löschen.

Ahnenvisualisation

Stellen Sie vor sich eine Räucherschale mit glühender Räucherkohle auf. Dann setzen Sie sich bequem hin und streuen etwas von der Räuchermischung (wie bei der Ahnenzeremonie) darauf.

Schließen Sie die Augen, und atmen Sie den erdig-würzigen Rauch ein. Dabei entspannen Sie sich und versuchen, alle Gedanken loszulassen, um innerlich ruhig und leer zu werden.

Dann stellen Sie sich vor, dass hinter Ihnen Ihre Eltern stehen und hinter diesen wiederum deren Eltern und dahinter wieder deren Eltern usw. Lassen Sie sich Zeit, vielleicht wissen Sie die Namen bis zu Ihren Urgroßeltern und haben sogar noch deren Gesichter in Erinnerung.

Irgendwann, wenn Sie mit Ihrer Linie in die Vergangenheit gehen, verlieren sich Namen und Gesichter. Spüren Sie dann die Energie Ihrer Vorfahren, ohne konkrete Vorstellung der einzelnen Personen. Spüren Sie, dass der Strom nach hinten, die Äste des Baumes immer breiter werden? Immer mehr und mehr kommen hinzu, er wird breiter und weiter in Raum und Zeit der Vergangenheit.

Irgendwann, unendlich weit zurück in der Zeit, verschmelzen die Äste des Baumes mit denen der anderen Menschen. Es gibt keine Trennung mehr, wir sind alle Brüder und Schwestern der Menschenfamilie, durch die DNA an die Vergangenheit und die Zukunft gebunden.

Wenn Sie auf Ihrem Strom in das Hier und Jetzt zurückkommen, versuchen Sie, die Energie, die Kraft Ihrer Linie –

die auf Sie zuströmt – zu erspüren. Diese Energie ist das Geschenk der vorangegangenen Generation an die nachfolgenden, geht so zu Ihnen und weiter zu Ihren Kindern – das »wahre Erbe«.

Falls Sie bei diesem Bild bemerkt haben sollten, dass die Energie der Ahnen nicht strömt oder nicht wohlwollend fließt, ist es sehr hilfreich, sich auf die Suche nach der Ursache zu machen – wenn Sie dazu bereit sind.

Wie wird geräuchert?

Zunächst gibt man etwas Sand in eine feuerfeste Schale, am besten eine Räucherschale, um den Räuchervorgang isolieren zu können. Wie schon erwähnt, brauchen wir nicht immer eine Wärmequelle von unten. Bei Kräutern mit leicht haarigen Blättern wie Salbei, Wermut, Beifuß drückt man die trockenen Blätter einfach in der Hand zu einem Bällchen. Dieses wird dann in die feuerfeste Form gelegt und angezündet. Bei stetiger Luftzufuhr durch Fächeln mit einer Feder oder einem Fächer glüht das Kraut nun vor sich hin.

Wenn jedoch Kräuter, die durch Drücken nicht zusammenhalten, oder Wurzeln, Holz und Harze hinzukommen, benötigen wir eine Glutquelle von unten. Hierfür gibt es im Handel Räucherkohlen. Sie bestehen aus gepresstem Kohlenstaub und sind in Salpeter getränkt, um das Anzünden zu erleichtern. Die Räucherkohle wird seitlich über einer Flamme entzündet. Sie beginnt zu knistern, und dann läuft ein Glutfunke durch die Kohle. Erst wenn der Funke durch die *halbe* Kohle gelaufen ist, wird sie auf die mit Sand gefüllte Schale gelegt.

Warten Sie noch, bis der Glutfunke die gesamte Kohle durchwandert hat, dann streuen Sie eine Prise (drei Fingerspitzen voll) von Ihrer Räuchermischung darauf. Der Rauch steigt nun sofort in die Höhe, und Sie können ihn mit der Feder oder dem Fächer im Raum verteilen. Sobald es anfängt, angebrannt zu riechen – nach drei bis sechs Minuten –, müssen Sie die verkohlten Kräuter mit einem Messer

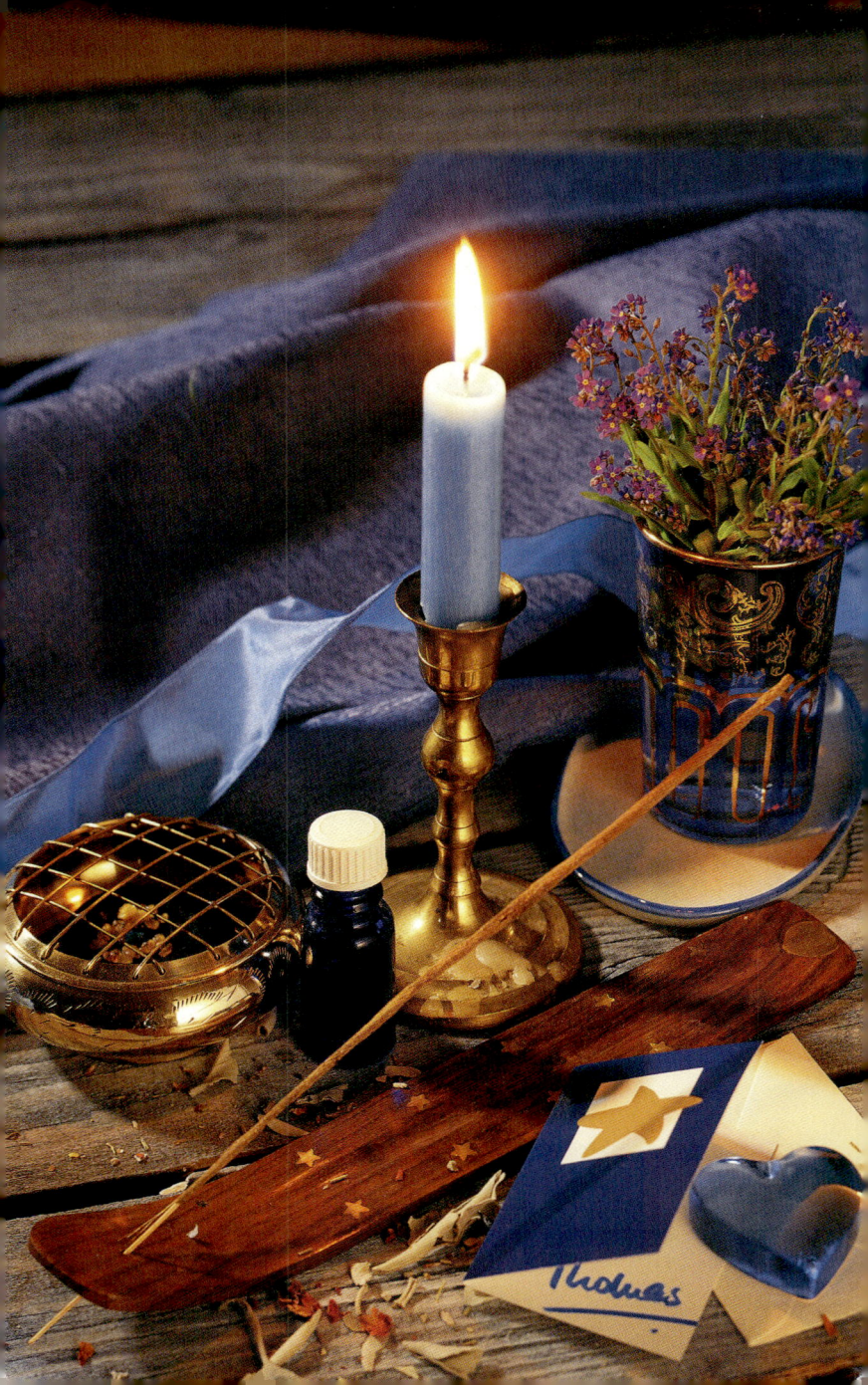

oder einem Stäbchen von der Kohle abstreichen und neue Kräuter aufstreuen. – Die Kohle wird nach dem Räuchern entweder mit Wasser abgelöscht oder Sie warten, bis sie erkaltet ist, bevor sie entsorgt wird. Eine einfache Räucherung kann zwischen zehn und zwanzig Minuten dauern.

Wenn Sie im Freien räuchern wollen, eignen sich auch gut ein ganz dicht mit Baumwollfaden zusammengebundenes Kräuterbündel. Dieses zünden Sie an einem Ende an, bis es richtig brennt. Dann wird es ausgeblasen und glüht durch weitere Luftzufuhr vor sich hin. Vorsicht, Ascheflug! Um das Kräuterbündel zu löschen, kann man es in Sand oder Erde ausdrehen oder vorsichtig unter Wasser löschen. Nach dem Trockenen kann es dann weiter verwendet werden.

Räuchermischungen selbst erstellen

Generell müssen Kräuter nicht gemischt werden. Um sich selbst oder einen Raum rasch von Alltagsstress zu reinigen, kann man puren Salbei verräuchern. Ich verwende dazu den gewöhnlichen Küchensalbei, der in den meisten Gärten wächst oder zumindest als Tee im Haushalt vorhanden ist. Um den Salbei zu verräuchern, benötigen Sie keine Räucherkohle. Man drückt die Salbeiblätter in der Hand zu einer kleinen Kugel fest zusammen, legt diese dann in eine feuerfeste Schale und zündet sie an. Unter leichter Luftzufuhr durch Fächeln mit einer Feder oder einem Fächer beginnt das Räucherwerk zu glühen. Diese Methode ist sehr praktisch bei alltäglichen Situationen wie nach Streitigkeiten oder unangenehmem Besuch bis hin zu unerwünschten Essensgerüchen.

Wollen Sie Beruhigung und energetischen Ausgleich erzielen, nehmen Sie Lavendel hinzu. Nun haben Sie eine einfache Mischung, um zum Beispiel nach einem turbulenten Kindergeburtstag die Atmosphäre in Wohnung, Haus und Familie wieder zu klären.

Wenn Sie die Luft desinfizieren möchten, mischen Sie Wacholderspitzen dazu. Diese Mischung eignet sich besonders gut, um Krankenzimmer auszuräuchern. Da die Wacholderspitzen holzig sind, benötigen Sie nun eine Räucherkohle, als Glutquelle von unten. Wenn Sie jetzt noch ein wenig zerstoßenes Fichtenharz untermischen und die klein geschnittene Wurzel von der Engelwurz hinzugeben, entsteht eine ideale Mischung, um das ganze Haus energetisch zu reinigen. Das Fichtenharz lässt alte Wunden heilen, und die Engelwurz hilft, verstorbene Seelen und deren Schwingungen zu transformieren.

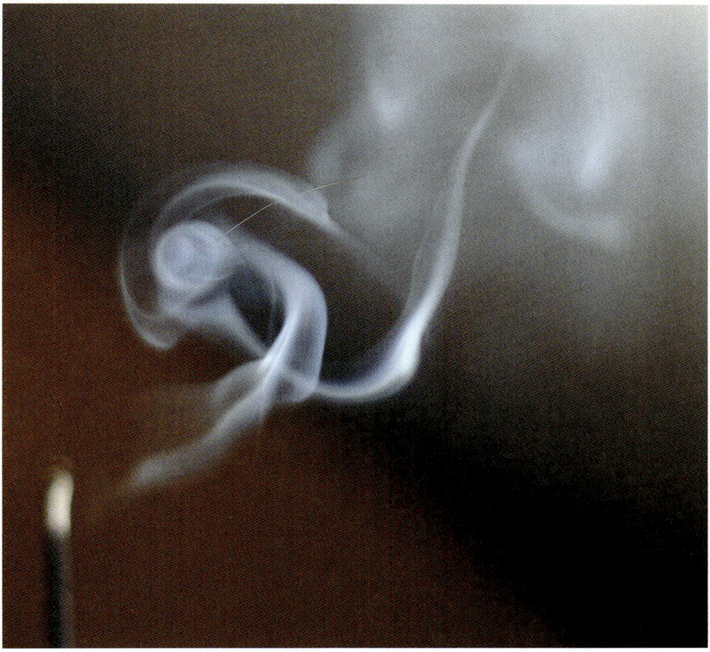

Sie sehen also: Eine Räuchermischung kann nach und nach immer komplexer werden, und so lassen sich auch die verschiedensten Themen immer umfassender bearbeiten.

Vor dem Räuchern überlegen Sie sich, was Sie mit der Räucherung beabsichtigen und definieren so das Thema für die Mischung. Wie viele Bestandteile die Mischung hat, ist jeweils Ihnen überlassen. Traditionell würde man neun oder sieben verschiedene Pflanzen nehmen. Mehr als neun empfehle ich nicht.

Anschließend wählen Sie die zu Ihrem Thema passenden Kräuter und Harze aus. In der Regel können ein bis zwei verschiedene Harze in eine Mischung gegeben werden, eine Wurzel, ein Holz und bis zu fünf Kräuter. Es ist ratsam, mit Wurzeln sparsam umzugehen, da sie schnell verbrennen und vor sich hin kohlen. – Von jedem Bestandteil nehmen Sie je einen Teil (sofern nicht anders angegeben), von der Wurzel jedoch immer nur einen halben Teil.

Vorschläge für Räuchermischungen

Zur Steigerung des Selbstvertrauens

1 Teil   Thymian
1 Teil   Katzenminze
1 Teil   Salbei
1 Teil   Rainfarn
½ Teil   Alantwurzel, zerkleinert
1 Teil   Weihrauch
1 Teil   Myrrhe

Reinigungsräucherung für das Haus

1 Teil   Salbei
1 Teil   Beifuß
1 Teil   Wacholder
½ Teil   Engelwurz
1 Teil   Fichtenharz, zerstoßen

oder:

1 Teil   Thymian
1 Teil   Lavendel
1 Teil   Rosmarin
1 Teil   Salbei
1 Teil   Ysop
1 Teil   Copalharz, zerstoßen

Harmonisierende Räucherung

1 Teil   Ysop
1 Teil   Muskatellersalbei
½ Teil   Rosenblütenblätter
1 Teil   Lavendel
1 Teil   Mariengras
1 Teil   Styrax
½ Teil   Benzoe. zerstoßen

Reiseräucherung

3 Teile Beifuß
1 Teil Rainfarn
1 Teil Wacholder
½ Teil Königskerze
½ Teil Johanniskraut

Insektenschutz

1 Teil Wacholder
2 Teile Rainfarn
1 Teil Lavendel
1 Teil Katzenminze
1 Teil Salbei
½ Teil Fichtenharz

In die Welt der Pflanzen und in die Welt des Räucherns einzutauchen ist ein Abenteuer, bei dem uns viel Erstaunliches begegnen kann. Mein persönliches Anliegen ist, die heimische Pflanzenwelt in all ihrer Kraft und Fülle für uns wieder lebendig werden und den alten Brauch des Räucherns wieder entstehen zu lassen.

Ich wünsche Ihnen, dass dieses Buch Sie inspiriert und Sie Freude haben am (Wieder-)Entdecken der Pflanzen am Wegrand und vor Ihrer Tür.

Dank

Mein Dank gilt vor allem meiner Mutter, Sieglinde Bader, die während meiner vielen arbeitsreichen Stunden liebevoll meine Tochter Agnes betreut hat.

Des Weiteren danke ich Rainer Engler für seine Begeisterung zum Buchprojekt, seinen Glauben an mich und das Zurverfügungstellen seiner umfangreichen Bibliothek, Inge Schuster für die geduldige Arbeit am Computer und ihre Hilfe bei Formulierung und Ausdruck. Bei Sabine Friesch, Angela Werner-Dopfer, Karin Lazariedes bedanke ich mich für wertvolle Anregungen, Korrekturlesen und geistige Unterstützung.

Literatur

Beckmann, Dieter u. Barbara.: *Das geheime Wissen der Kräuterhexen*. dtv, München 1997

Dalichow, Irene: *Das westliche Totenbuch*. Goldmann, München 2001

Fischer-Rizzi, Susanne: *Blätter von Bäumen*. Heyne, München 2001

dies.: *Medizin der Erde*. Hugendubel, München 1999

dies.: *Himmlische Düfte*. AT-Verlag, Aarau 2002

Hexenzeitschrift, Sonderausgabe zu den Jahreskreisfesten. Alraun, Ladenburg o.J. (vergr.)

Höfler, Max: *Volksmedizinische Botanik der Germanen*. VWB, Berlin 1990

Hoffmann-Krayer, Eduard/Bächthold-Stäubli, Hanns: (Hrsg.): *Handwörterbuch des deutschen Aberglaubens*. de Gruyter, Berlin 2000

Magister Botanicus: *Magisches Kreutherkompendium*. Verlag Die Sanduhr, o.O, o.J.

Marzell, Heinrich: *Wörterbuch der deutschen Pflanzennamen.* Glb Parkland, Köln 2000

Pflanzen-Almanach (Katalog)/Blumenschule, Schongau

Schweiggert, Alfons: *Winter- und Weihnachtsgeister in Bayern.* Bayerland, Dachau 1996

Seligmann, Siegfried/Zwernemann, Jürgen (Hrsg.): *Die magischen Heil- und Schutzmittel aus der belebten Natur.* Reimer, Berlin 2001

Storl, Wolf-Dieter: *Götterpflanze Bilsenkraut.* Nachtschatten, Solothurn 2000

Strassmann, René A.: *Baumheilkunde.* AT Verlag, Aarau 1994

Velten, Heidi/Walter, Bruno: *Große Düfte für kleine Nasen. Räucherrituale, Dufterlebnisse und Gesundheitstipps für Kinder.* Kösel, München 2003

Bildnachweis

Bildnachweis

AKG Images, Berlin: 14 r., 31 r., 66, 71, 100, 105, 108, 148,153, 158, 190; Blickwinkel, Witten: 54, 68; Getty Images, München: 60 (Time Life Pictures); Herzog, Ulrich: 181; Ifa Bilderteam/Jupiter Images, Ottobrunn/München: 33 (Kathryn Kleinman), 74, 118 (Flowerphotos); Interfoto: 19 li (Bildarchiv Hansmann), 144 (n.n.); Mauritius Images, Mittenwald: 50 (Wolfgang Filser); Okapia, Frankfurt: 90 (Oswald Eckstein), 93, 175 (Hans Reinhard), 134 (Ernst Schacke/Naturbild), 143 (Gerhard Böttger/Naturbild); Südwest Verlag, München: 13, 24, 28, 44, 216 (Matthias Tunger), 21 (Nicholas Olonetzky), 47 (Christian Kargl), 59, 64, 79, 98, 107, 139, 147, 152, 160 (Joachim Heller), 136 (Angela Feld), 183, 228 (Siegfried Sperl), 19 r., 190, 193, 195 li., 198 li., 198 r., 211 li., 211 r., 221 li., (n.n.); Bildagentur Waldhäusl, Waidhofen / Ybbs, Österreich: 83 (C. Huetter), 102 (Imagebroker/Ulrich Niehoff), 112, 116, 120, 157, 231 (n.n.), 129, 163 (Franz Waldhaeusl), 166 (Diez, O./Arco Images), 170 (Begsteiger); Wikipedia: 206 r., 124.

Werke

186 Aus: Marlies Bader, Räuchern mit heimischen Kräutern, Kösel Verlag, München, 2003

34 Aus: A. Dinand, Taschenbuch der Heilpflanzen, Schreiber, Esslingen 1941

42 li. Aus: Leonhard Fuchs, New Kreüterbuch…, Basel, Isingrin, 1543

14 li, 31 li., 38, 42 r., 180 Aus: Köhler's Medizinal-Pflanzen in naturgetreuen Abbildungen mit kurz erläuterndem Texte, Verlag Franz Eugen Köhler, Gera, 1887

126 Aus: Carl Axel Magnus Lindman: Bilder ur Nordens Flora, 1917

195 r., 204, 206 li., Aus: Jacob Sturm/Johann Georg Sturm, Deutschlands Flora in Abbildungen, 1796

221 r. Aus: Prof. Dr. Otto Wilhelm Thomé, Flora von Deutschland, Österreich und der Schweiz, 1885, Gera

Kontakt

Wenn Sie mehr über die Praxis des Räucherns mit einheimischen Pflanzen erfahren möchten oder sich für Seminare, Vorträge bzw. Hausräucherungen interessieren, so wenden Sie sich bitte direkt an die Autorin unter folgender Adresse:

Marlis Bader
Zentrum für ganzheitliche Lebensart ZEGALA
Bahnhofstraße 6
86971 Peiting/Obb.
E-Mail: info@zegala.de
Internet: www.marlis-bader.de

Alles rund ums Räucherwerk (z.B. von Marlis Bader hergestellte Räuchermischungen, Räucherschalen, Räucherfedern, Räucherpflanzen etc.) können Sie beziehen über:

Die Blumenschule
Sabine Friesch
Augsburger Straße 62
86956 Schongau
Telefon: 08861/73 73
Fax: 08861/12 72
E-Mail: info@blumenschule.de
Internet: www.blumenschule.de